KB141443

닥치고 데스런
어깨 리부트

닥치고 데스런 어깨 리부트

초판 1쇄 발행 2020년 10월 20일

지은이 팀 데스런(031-8016-6347)
발행인 조상현
마케팅 조정빈
편집인 김주연
디자인 Design IF
그   림 이종범

펴낸곳 더디퍼런스
등록번호 제2018-000177호
주소 경기도 고양시 덕양구 큰골길 33-170
문의 02-712-7927
팩스 02-6974-1237
이메일 thedibooks@naver.com
홈페이지 www.thedifference.co.kr

ISBN 979-11-6125-273-5 13510

독자 여러분의 소중한 원고를 기다리고 있으니 많은 투고 바랍니다.
이 책은 저작권법 및 특허법에 따라 보호받는 저작물이므로 무단전재와 무단복제를 금합니다.
파본이나 잘못 만들어진 책은 구입하신 서점에서 바꾸어 드립니다.
책값은 뒤표지에 있습니다.

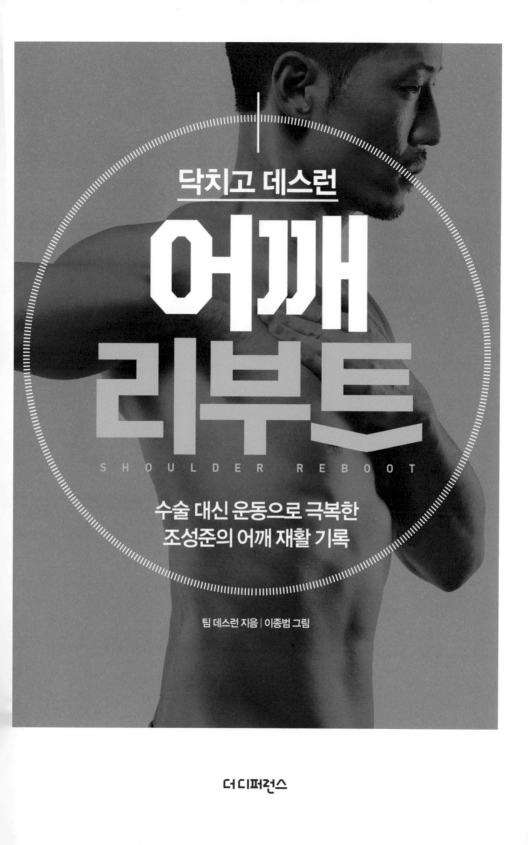

닥치고 데스런

어깨 리부트

SHOULDER REBOOT

수술 대신 운동으로 극복한
조성준의 어깨 재활 기록

팀 데스런 지음 | 이종범 그림

더디퍼런스

SHOULDER REBOOT

추천사

《닥치고 데스런 어깨 리부트》는 저자가 직접 겪은 어깨 문제를 극복한 과정을 담았다는 점에서 비슷한 경험이 있는 독자들에게 관심을 끌기에 충분하다. 저자는 맨몸운동의 마스터로서 많은 경험과 비결을 가지고 있음에도 어깨 부상에서 자유로울 수 없었다. 하지만 그는 이번 부상을 통해 운동 인생에서 새로운 한 영역을 개척했고, 스승으로서 도움을 줄 수 있었다는 점에서 뿌듯함을 느낀다.

저자가 겪은 어깨 부상은 꽤 큰 부상에 속한다. 통증도 심하고 그로 인한 심리적인 고통도 컸으리라 짐작된다. 그럼에도 단순히 본인의 치료로 만족하고 끝내는 것이 아닌 어깨 통증을 치료하는 방법을 지식으로 습득하고, 직접 자신에게 적용하며 지속적으로 노력한다는 점을 높이 칭찬하고 싶다.

통계에 의하면 현대인의 약 35% 정도가 어깨 질환을 경험하고, 그중

50%는 6개월 이상 지속되는 통증과 불편함에 시달리고 있다고 한다.
이중 수술이나 약물적인 치료를 했음에도 불구하고 통증이나 불편함의
완화 정도가 만족스럽지 못한 경우 별다른 해결 방법을 몰라 어쩔 수 없
이 통증을 안고 살아가거나, 운동을 통한 기능 회복을 시도하게 된다.
후자의 경우에는 자가 운동 또는 트레이너의 도움을 받게 되는데 잘못
된 운동이 주어지면 오히려 다른 손상을 야기하고 더 심화될 수도 있다.
이 책을 통해 저자는 본인의 경험을 통해 실전가적인 성향에 운동 이론
을 받아들여 문제를 해결한 과정을 상세히 담았다.

저자는 운동 경험이 많은 마스터 수준의 플레이어이다. 그럼에도 부상
에 노출됐다는 것은 운동 경험이 없거나 그 부분에 대한 지식이 없는 이
들에게는 더더욱 부상에 노출될 가능성이 높다는 것을 뜻하기도 한다.

이 책에 소개된 평가 방법과 운동법은 운동과학적인 기반을 탄탄히 가
지고 있으며 그 효과도 이미 많은 엘리트 선수들에 의해 검증된 퀄리티
높은 내용임을 강조한다.
이 책을 통해 많은 독자들이 부상과 통증에서 벗어나 행복한 삶을 되찾
길 기원한다.

차의과학대 스포츠의학대학원장
홍정기

지금도 어깨 통증으로
고통 받는 이들에게

먼저 내가 이 책을 쓸 수 있을 만큼 어깨 통증이 사라졌음에 감사하다. 또한 내가 도움의 손길을 내밀었을 때 그 손을 잡아 준 이들이 있었음에 감사하다.

어디선가 어깨 통증으로 여러 시도를 하는 사람들, 그럼에도 불구하고 아직까지 고생하는 많은 이들을 위로한다. 나 또한 자동차 핸들을 잡지 못할 만큼 어깨가 아파서 한동안 불면증에 시달려야 했다. 양의학과 한의학 모두 시도해 보고, 이 분야 권위자들을 찾아 진료와 처방을 받아 보았다. 결국 수술뿐 다른 대안이 없다는, 트레이너로서 사망 선고와도 같은 답변에 자포자기했다. 삶의 질은 바닥을 쳤으며 예민함이 하늘을 찔렀다. 심지어 나의 직업은 운동꾼이다. 글을 쓰는 작가가 눈을 잃은 것처럼, 음악가가 귀를 잃은 것처럼 만감이 교차하며 끝도 없이 좌절했다. 장애라도 생긴 것 같은 불안한 심리 속에서 좌절, 분노, 인정, 극복의 단계를 거쳤다. 그 치열했던 과정과 노력을 이 책에 담고자 했다. 많은 이들이 공감하며 읽을 수 있을 것이다. 하지만 이 책을 읽었다고 해서 당신의 어깨가 나을 거라는 장담은 하지 못한다. 상태를 인정하고 정확히 인지하려는 노력과, 전문가 못지않은 지식 습득 그리고 가장 힘든 과정인 자신의 멘탈 끌어올리기 등이 필요하다. 언제까지 할지 정해지지 않은 꾸준한 운동, 주기적으로 오는 분노와 좌절 다스리기, 될 때까지 해 보는 끈기, 어느 정도 괜찮아졌을 때 드는 기대감과 다시 통증이 왔을 때의 좌절감, 그 반복되는 시간 속에 당신은 '어깨를 달래 가며 사는 법'을 배우게 될 것이다. 물론 '끈기 있게 했을 때'라는 조건이 붙기에 여간 힘든 일이 아니다. 또한 전문가 없이 혼자 책을 보며 하기란 힘들 수도 있다. 하지만 나처럼 꼭 이겨 내고 싶고, 이겨 내야만 하는 이들에게 이 책은 기존 도서에서 찾아볼 수 없는 귀한 내용이 담겨 있어 큰 도움이 되리라 확신한다.

어깨 재활을 전문으로 하는 병원도 있고, 치료원, 많은 기관과 단체 들이 있다. 하지만 내가 중요하다고 생각하는 것은 배운 내용을 다른 이에게 적용해 보고, 경험을 토대로 가르친다는 점이다. 나는 운동을 나름 끝까지 독파한 독종이다. 그 과정에서 입은 부상과 싸워 결국 지금 키보드를 두드리고 있고 그 어떤 통증도 없다. 이 책은 전문서적이라고 말할 수는 없다. 그저 한 명의 운동꾼이 어깨를 다치고 그것을 해결하기 위해 노력했던 경험담을 적은 일기? 정도라고 이야기하고 싶다. 그렇다고 해서 전문적이지 않은 것은 아니다. 모든 사람에게 적용할 수는 없겠지만 필자가 직접 대학원에 진학해서 관련 내용을 공부한 후 전문 재활팀과 운동 방법을 기록하고, 체크하며 어깨 재활의 성공을 단계별로 자세히 담았다.

이 책에 등장하는 재활팀은 나와 함께 석사 과정에 있던 선배들이다. 내가 심리적으로 바닥을 찍었을 때 선생님들을 만나 많은 도움을 받았고, 그들의 가르침과 대학원에서의 공부를 더해 지금은 그 이론을 이해하고 받아들인 상태이다.

선생님들과 이 책을 함께 쓴 이유는 첫 번째 그들에 대한 감사와 존중, 두 번째 나의 재활 운동 과정의 모든 것을 리얼하게 알려 주려면 당시에 가르친 사람과 배우는 사람의 입장을 기록 형식으로 투명하게 보여 주기 위해서다. 서로의 기록을 바탕으로 집필했기에 읽는 이로 하여금 더욱 공감을 이끌고, 이해하는 데 도움이 될 것이다.

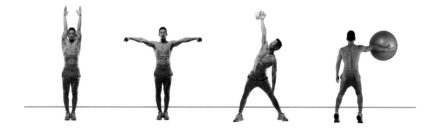

contents

부록 **자가 마사지 및 스트레칭** 217

SHOULDER
REBOOT

Part 1

|

어깨가 죽도록
아팠습니다

· 01 ·

어깨 부상의 시작

돌이켜 보니 어쩌면 나는 예전부터 왼쪽 어깨가 안 좋았고 달래 가며 사는 중에 과부하가 걸려 버티고 버티다 망가진 게 아닌가 싶다.

어깨에 처음 신호가 왔을 때를 떠올리면 서른 살, 8년 전 여름이다. 피트니스 바닥에 발을 들여놓고 퍼스널트레이너로서 먹고사는 것에 회의를 느껴 회사를 그만둔 후 '데스런'을 준비했다. 그러면서 시간적 여유가 생겨 당시 유행이던 '크로스핏'이라는 걸 배웠다. 나름 이태원에서 유명한 크로스핏 박스를 찾아가 몇 회 pt를 받고, 점심 클래스를 6개월 정도 다녔다. 참고로 그곳의 코치들은 크로스핏 세계 대회 입상자들로 미국인들이었고, 넘사벽의 힘과 지구력을 가진 몬스터?들이었다. 난 그저 지는 게 싫었다. 크로스핏은 시간 싸움이었기에 체급이 안 됐지만 고집스레 그들과 같은 중량을 놓고 수업을 따라갔다. 어느 순간부터 어깨가 조금씩 아파왔고, 불안한 마음이 들었다. 아마도 바벨을 한 번에 머리 위로 들어 올리는(파워 스내치) 동작을 할 때 내 체력과 힘을 다한 상태에서 했던 마지막 스내치 1회가 어깨의 정상적인 움직임으로 가져가지 못해 조금씩 어깨가 안 좋아졌던 것 같다. 그렇게 크로스핏은 6개월 정도 하고 그만두었다.

그해 겨울 2012년부터 많은 사람들이 부담 없이 언제 어디서나 할 수 있는 맨몸 운동을 콘셉트로 한 '데스런'을 본격적으로 진행하기로 마음먹고, 내 몸을 테스트 삼아 독학하기 시작했다. 어깨는 뻑뻑했지만 몸을 잘 풀고 달래면 견딜만 했다. 하지만 계속적인 어깨 통증과 불안감을 가진 채 5~6년 정도 운동을 지속했고, 무리한 동작을 할 때면 어깨가 조금씩 아려왔지만 별다른 조치 없이 살아왔다.

어릴 적으로 거슬러 올라가면 제대 후 한창 스노우보드가 유행하던 시절, 한번 타 보고 싶다는 마음에 간신히 장비와 시즌권 비용을 마련해 스키장으로 향했다. 하고 싶은 것 하나 제대로 할 수 없던 그리고 앞으로도 그럴 나에게 무언가 보상하듯 한 시즌 내내 보드를 타며 지냈다. 그때 그라운드 트릭(스노보드 기술 중 하나)을 열심히 연마했는데 결국 집으로 돌아오는 날 일을 저지르고 말았다. 마지막으로 '조그만 점프대에서 배우지도 않은 기술을 하고자 몸을 날렸다. 해 보지도 않은 것을 하필 맨 마지막 날… 펌핑을 주면 안 된다는 걸 모르고 흥분해서 그만 랜딩존을 넘어 맨바닥에 어깨부터 내리꽂혔다. 아픈 것보다 창피한 마음이 커서 어깨를 잡고 내려와 바로 집으로 향했다. 이후 한 달 정도 통증이 지속됐다. 지금 생각해 보면 이때 어깨관절와순이 틀어졌을 가능성이 있다. 물론 이 외에도 내 어깨가 망가질 수밖에 없는 여러 순간들이 있었지만 말이다.

여기서 이 책을 읽는 여러분도 스스로 구분해야 할 것이 있다. 당신이 지금 느끼는 통증이 구조적인 손상으로 인한 것인지, 기능적인 질병으로 인해 발생한 것인지 말이다. 어떤 방법으로 알 수 있을까? 아픈 부위를 촬영해 봐야 한다.

최근 어떤 50대 남성이 나를 찾아왔다. 강한 운동으로 본인 삶에 텐션을 높이고 싶다며 '플란체(고난이도 기계체조 동작)'가 목표라고 한다. 그런데 문제는 꽤 오래 전부터 어깨에 약간의 통증이 있다고 했다. 예전에 나라면 '일단 운동을 하면서 달래 보시죠'라고 말했을 텐데 움직임을 보니 기능적인 문제는 아닌 것 같아 병원에 가서 촬영을 해 보길 권했다. 결과는 슬랩 병변이었다. 이것은 구조적인 문제이다. 오랜 기간 구조적인 문제를 안고 '괜찮아, 괜찮아' 하며 크게 불편하지 않게 살아온 경우이다. 하지만 문제는 그 남성의 운동 목표였다. 나는 그에게 상황을 설명했다. 그는 구조적인 문제에서 오는 근육의 불균형과 움직임의 손상은 당연히 이해하지 못했고, 불균형과 손상을 잡는 데만 일 년이 걸린다는 말에 큰 충격을 받은 듯했다. 그 과정에서 느낄 분노와 좌절을 감당할 마음의 준비를 하고 오라며 돌려보냈다.

나는 경험자로서 굶어 죽을 정도로 여유가 없는 게 아니라면 아픈 곳은 무조건 병원에 가서 촬영해 보길 권한다. 의사도 나도 신은 아니다. 여러 테스트를 통해 유추는 할 수 있지만 굳이 시간을 소비하며 스트레스를 받을 필요는 없다. 그리고 구조적인 문제가 아니라면 문제는 꽤 간단할 수 있다.

당신이 과거에 팔 위뼈에 달린 어떤 근육을 가볍게 다쳤다고 치자. 그 근육은 사용할 수 없기에 다른 근육들이 다친 근육을 대신해 애를 쓰는 시간을 보냈을 것이다. 그리고 자연 치유로 찢어진 또는 파열된 근육이 회복됐다고 가정하자. 바로 다시 예전처럼 돌아왔을까? 아니다. 그 근육은 계속 전원이 꺼져 있을 가능성이 크다. 뇌에서 움직임의 신호를 주고, 그 신호를 신경이 근육에 전달해 움직임을 만들어 낸다. 최초 부상 시에 뇌에서 올바른 움직임을 내는 근육에 신호를 주면 그 근육이 일을 다하고 마쳤음을 보고해야 하는데, 다친 근육이 옆에 근육에게 대신 해달라고 요청하면 결국 완료 보고는 그 일을 대신한 근육이 뇌로 보내게 된다. 뇌에서 몇 번 그렇게 커뮤니케이션이 잘못되면 언젠가부터 뇌는 원래 주던 곳이 아닌 새로 신호를 보낸 곳으로 일을 준다. 그러면 그 새로운 곳은 원래 하던 일에 옆에 일까지 해야 하기에 버거워진다. 결국 늘 힘들고 톤(딱딱하게 뭉치고 지쳐 있는 상태)이 높아진다. 그러면 새로운 곳도 다치거나 지치게 된다. 그러면 또 반대쪽에서 균형을 이뤄야 할 다른 파트너에 비해 단 몇 퍼센트라도 힘의 감소가 오고, 또 다른 근육에 SOS를 보내고 그렇게 연쇄적으로 몸의 균형은 깨지게 된다. 결국 몸 전체가 근육의 불균형 상태를 만든다.

이렇게 관절이나 어디가 완전히 틀어진 것이 아닌 단순 회복되는 문제를 기능적인 질병이라고 한다면 그 문제는 완벽에 가깝게 고칠 수 있다. 물론 과정은 복잡하지만 최초 부상 근육에 다시 힘을 쓰도록 운동을 주면 대부분은 틀어졌던 부분이 제자리로 돌아간다. 재교육은 구조적인 문제가 와도 비슷하게 이뤄지지만 기능적인 질병은 구조적인 질병보다 과정과 기간이 훨씬 짧다.

짧게 정리해 보자.

약간의 통증과 불편을 동반한 아주 미세한 단계의 파열과 손상도 결국은 신경계의 인풋(input)을 바꾼다. 정보를 입력시켜 주는 인풋 신호가 바뀌면 신경이 지배하는 근육의 쓰이는 순서도 바뀐다.

주로 힘을 써야 할 주동근과, 근육의 움직임을 도와줘야 할 길항근, 협력근, 안정근 등이 유기적으로 움직이던 시스템이 깨진다. 그래서 원래 힘이 나오지 않고 움직임의 얼라이먼트(alignment)가 완전히 틀어진다. 그리고 단순 부상에서 오는 통증은 사라졌음에도 불편하게 틀어진 움직임 때문에 통증이라는 신호로 뇌에 보내진다. 우리 피부는 간지러움, 따가움, 부드러움 등을 느끼지만 근육은 뇌에 단순한 불편함도 통증으로 신호를 보낸다고 한다. 그렇기에 힘을 못 쓰던 근육에 다시 힘을 주고, 잘못된 움직임을 다시 좋은 움직임으로 만들어 전반적인 '재교육'을 해야 한다.

그렇다면 '어깨가 안정화되어 있다?, 건강한 어깨를 가지고 있다?'라는 건 무슨 의미일까? 이 안에는 많은 의미가 함축돼 있지만 굳이 정의하자면 상완골(위팔뼈)과 견갑골(날개뼈)이 합쳐진 관절로써 팔의 움직임을 만들어 주는 근육의 컨디션과 날개뼈를 움직여 주는 근육의 컨디션이 조화롭게 유지되는 것이다. 어깨가 건강하다는 것은 팔을 움직일 때 회전근개, 대흉근, 삼각근, 소흉근, 능형근 등이 견갑골의 궤도를 이탈하지 않고 잘 올리고 잘 내리게 하는 것이다. 그러기 위해서 앞뒤 근육이 서로 힘자랑을 하지 않고 조화롭게 균형을 이루며 쓰이는 작업(운동)이 필요하다.

·O2·

어떻게 다친 거야?

사고가 발생한 건 정확히 지금으로부터 2년 전인 2018년 1월, 새로 제작한 자그마한 페럴렛(미니평행봉)을 테스트하며 자유 물구나무 영상을 찍고 있던 찰나였다. 평행봉은 이동식이었고 평행봉의 바닥을 지지해 주는 면이 좁아 보인다는 생각은 했으나 일단 몸을 띄웠다. 물구나무 푸쉬업을 내려가는 찰나 불안했던 평행봉이 바깥쪽 옆으로 넘어가 버렸다. 동시에 내 왼쪽 어깨는 뒤쪽으로 심하게 꺾인 채 내 체중을 받아 냈으며(투수들이 공을 던지기 직전의 어깨가 심하게 뒤로 젖혀진 모습으로) 순간 '뿌드득' 하는 소리가 나면서 '뭔가 잘못됐구나'라는 느낌을 감지했다. 그렇게 한 6개월 동안 운동을 쉬며 병원에 가서 초음파도 보고 체외중격파부터 현존하는 거의 모든 물리치료를 받았다. 운동으로 다져진 몸이어서 겉으로 볼 때는 누구나 내 몸이 좋아 보였기에 대수롭

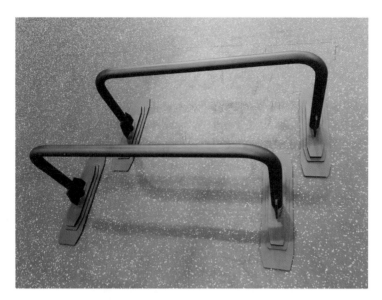

맨 밑에 넓은 판을 덧대어 보강한 미니평행봉

지 않게 운동보다는 휴식과 물리치료, 주사치료 등을 권했다. 하지만 내 머릿속은 점점 뿌옇게 변하기 시작했다.

'나는 운동을 직업으로 하는 사람이고, 내가 운동을 안 하면 '데스런' 은 없어지는 거나 마찬가진데….'

운동을 못한다는 현실에 절망적인 가을을 맞이할 수밖에 없었다.

·03·

병원을 순회하다

이대로 두면 안 되겠다는 결론을 내리고 많은 사람들을 만나 보기로 했다. 먼저 우리나라에서 어깨 수술 경험이 가장 많은 병원 두 군데를 찾았다. MRI촬영과 조영제 CT촬영을 했고, 이때 장비의 좋고 나쁨에 따라 잘 보이고 안 보이고 달라진다는 것도 알게 됐다. 처음에는 안 좋은 장비로 촬영한 탓에 두 번씩 진행했다. 첫 병원에서의 진단명은 '어깨충돌증후군'이었다. 이후 찾아간 우리나라 어깨 부분 명의인 선생님께 진료 받은 결과는 '슬랩 앤 방카르트(slap & bankart)'였다.

'나도 참 멍청하지. 그토록 오랜 기간 아팠으면 병원비 얼마나 한다고 진작 촬영해 볼 걸.'

이 책을 읽는 독자들은 통증이 3주 이상 간다면 엑스레이가 아닌 CT나 MRI촬영을 해 보길 권한다. 엑스레이는 뼈가 부러진 것 외에는 다른 건 볼 수 없다. 어쨌든 내 어깨 통증의 이유는 전방와순 파열에 위쪽으로 범위가 넓게 걸쳐 있어서 '슬랩 앤 방카르트'였다. 근육 불균형 등의 이유가 아닌 구조적인 '손상'이었던 것이다.(이는 뒤에서 자세히 다루겠다.)

뭔가 심각하구나 생각하긴 했지만 4개월을 기다려 만난 어깨 분야 명의의 진단은 절망적이었다.

"수술 빼곤 답이 없어요. 나가셔서 수술 날짜 잡고 가세요."

수술이란 말에 당황한 나는 다시 물었다.

"재활 운동 이런 걸로는 방법이 없는 건가요? 수술을 할 수는 없는 상황입니다."

"어깨 빠진 적 없어요? 당신 정도 몸이니까 안 빠지고 버틴 거지, 평범한 사람이었으면 골백 번 빠졌을 거예요. 잘 꿰매고 한 7개월 재활 잘하면 복귀 가능하고, 원래 쓰던 것의 70% 정도까지는 쓸 수 있을 거예요."

의사의 답변에 어찌할 바를 모르고 절망 속으로 빠져든 나는 일단 수술 날짜를 잡고 병원을 나섰다. 그날 꽤 충격이 컸나 보다. 10년 전 안 좋은 기억이 머릿속에 슬라이드 영상처럼 지나가면서 그때 병원 입구와 차에 타던 느낌이 아직도 기억에 생생하니 말이다.

· 04 ·

수술말고는
다른 방법이 없다고?!

'다친 건 알겠고, 도대체 왜 이렇게 된 걸까?'

한 번에 그랬을 수도 있지만 지금껏 조금씩 있던 부상이 축적되고, 막판에 완전히 틀어져 버렸을 수도 있다. 과거에는 괜찮았고, 이번 한 번에 틀어졌을 수도 있다. 하지만 결론은 똑같다. 틀어졌다는 것.

극현실주의자인 나는 이미 머릿속에 내가 수술을 했을 경우 앞으로 내가 할 일들에 대한 계획이 모두 서 있었다. '일은 어떻게 해 놓고 수술을 들어가야 하며, 수술 후 몇 주 안에 일을 다시 시작해야 하는데 이때는 이렇게 하면 되겠다' 하는 계획 말이다. 일단 수술 예약은 잡았지만 내 머릿속은 수술에 대한 두려움과 70%까지 밖에 돌아오지 않는다는 말이 맴돌았다. '다른 방법은 정말 없는 걸까'에 대한 고민으로 가득 차

있었다. 사회체육을 전공했지만 부상 재활쪽으로는 관련이 없었고, 성향상 이론가이기보다는 실천가인지라 재활에 대해서 아는 것이 없어 너무 막막했다.

부상 후 새로운 '데스런 강남점' 오픈과 다른 일정들이 겹쳐 울며 겨자 먹기로 시간이 지나 버렸다.

10개월 지난 2018년 11월, 중·고등학교 시절 동네 후배가 떠올랐다. 같은 입시체육학원을 다닌 동생이었다. 그는 대학 진학 후 재활과 스포츠의학 박사까지 하고, 선수들 재활 일을 한다는 이야기를 들었다. 그때는 그가 어떤 곳에서 무슨 일을 하는지 구체적으로 몰랐지만 막막함에 무작정 전화를 걸었다.

"○○아, 나 어깨 수술해야 된다네…."

"아이고 형님, 병명이 뭐래요?"

"슬랩이랑 방카르트?"(당시에는 이 병명에 대한 정확한 의미도 몰랐다.)

"아, 형님 그거 절~~대 수술하지 마시고요. 시간은 좀 걸려도 운동을 해야 장기적으로 좋아요. 근데 제가 도와드리고 싶지만 일반인들 운동은 못 시키는데…."

알고 보니 그 후배가 속해 있는 단체는 국가대표와 프로선수들 에이전시에 소속된 선수들만 재활 운동을 시킬 수 있도록 계약돼 있었다.

"형님, 일단 한번 뵐까요? 봐야 알 것 같아요."

"그래 주면 나야 고맙지. ○○아, 내가 갈게."

그렇게 그를 만나 대략의 상태를 설명했고, 후배는 MMT(Muscle Manual Test : 각 근육과 근신경이 제 힘을 쓰고 있는지 테스트하는 방법)를 하며 나의 상태를 확인했다.

진단은 이랬다. 지금 나의 상태에서 어떤 근육이 제 역할을 못하고 있는지, 상완골두의 위치가 앞쪽으로 쏠려 있으며, 와순이 찢어진 상태에서 그쪽으로 상완골두가 이동이 될 때 통증이나 불편함이 일어날 수밖에 없다고(자세한 설명은 뒤에서 하겠다) 했다. 흉근과 상완이두의 톤을 낮춰야 하기에 톤을 낮추는 방법, 삼두와 소원근, 능형근 등의 운동 방법, 견갑골 가동성 운동은 이렇게 하라 등등. 당시에는 내가 1도 알아들을 수 없는 운동 처방을 받았고, 추후 그가 와서 나의 운동을 본 뒤 수정 사항과 추가 사항을 알려 주고 돌아갔다.

나는 당시 무슨 소린 줄 전혀 몰라도 답답해 하지 않으려 애쓰며 스스로를 위로했다. 이유는 나에게 운동을 배우는 회원들에게 내가 하는 말 때문이었다.

"지금 내가 하는 말을 다 알아들으려고 하지 마라. 운동은 머리가 아닌 몸으로 배우는 것이다. 당신의 몸이 머릿속에 있는 것들을 하나씩 이해해 나갈 때 그리고 하나씩 수행이 될 때쯤 내가 했던 말이 이해될 것이다."

지금은 당시 그 동생의 조언이 이해가 된다. 나는 '2년의 법칙'이라고 말한다. 몸이 머릿속 생각을 이해하기까지 대부분 최소 2년은 걸리기 때문이다.

· 05 ·

수술 대신
운동으로 해 보자!

그렇게 한두 달 정도 재활 전문가인 후배가 권한 운동을 성실히 했다. 하지만 내 머릿속은 점점 더 안갯속이 됐다. 머리로는 답답해 하면 안 된다고 다짐했지만, 막상 멘탈을 컨트롤하기가 쉽지 않았다.

'그래서 이걸 왜 해야 되고, 하고 나면 어떻게 된다는 건데?'

결과에 대한 의문과 무지에 대한 짜증에서 벗어나지 못해 분노가 밀려왔다. 결국 후배에게 불똥이 튀었다. 바쁜 동생에게 수시로 전화를 걸어 귀찮게 했다.

"○○아, 그래서 이게 뭐가 좋아지는 거고, 앞으로 얼마나 더 해야 하는 건데? 언제쯤 좋아질 수 있는 거야?"

내가 생각해도 참 한심한 질문이었다. 그걸 어떻게 몇 문장으로 설명한단 말인가! 설명한다 한들 내가 받아들였을까? 아무리 전문가라 한들 그 기간을 단정할 수도 없을 텐데 말이다.

그와 나눈 대화 중 가장 기억에 남고 나를 결정적으로 움직이게 했던 말이 있다. 가감 없이 감정을 전달하고자 욕설이지만 쓰겠다.

"○○아, 아 XX 그냥 수술할까? X같네! 답이 없잖아 이거!"

"형님 일단 진정하시고요. 제가 수술한 애들(선수들) 많이 봤는데요. 저희한테 먼저 왔다면 수술 절대 하지 말라고 했을 거예요. 수술하면 솔직히 진짜 죽도록 아파요. 몇 달 깁스로 묶어 놓고, 풀어도 세수조차 못해요. 그리고 일 년 걸려서 재활해도 예전 기능도 못하고 장담하건데 진짜 70~80% 정도밖에 못 돌아와요. 그리고 피부 째고, 근막 째고, 근육 째고 이게 말이 쉽지 안 좋은 게 한두 개가 아니에요. 근데 수술 안 하고 70~80% 정도 돌아온다면 해 볼 만한 거 아니에요? 수술하면 애들 목숨 걸고 재활해요. 왜 그러는 줄 아세요? 엄청 무섭거든요. 아예 안 움직여지고 너무 아파서 진짜 병신 될까 봐 의지가 넘치죠. 근데 수술 안 하고도 할 수 있는데 성공 확률이 왜 적은 줄 아세요? 그만큼 절실하게 안 하거든요. 그냥 불편한 거지 가만히 있을 때는 죽도록 아프진 않으니까요. 제가 장담하는데 수술한 사람처럼 아침, 저녁 재활 운동하고 계속 마킹해 가면서 다른 운동을 지속적으로 하면 반 년 안에 어깨 통증을 잊게 할 수 있어요. 왜 수술하는 줄 알아요? 수술 후 재활하는 것만큼 열심히 할 만한 멘탈을 가진 사람이 없어서예요. 수술을 안 하면 아프긴 하지만 가만히 안 아픈 자세를 하면 견딜만 해요. 그런데 움직이거나 특정 자세에서 아프죠. 하지만 수술하면 마취 깨는 순간부터 죽도록 아파요. 그래서 가만히 고정시켜 놓죠. 그리고 고정을 풀고 움직이기 시작할 때 다 굳고 기능이 떨어져서 아예 움직여지지 않아요. 그래서 엄청 무섭답니다. 사이비 같겠지만 제가 형한테 왜 거짓말해요. 수술하고도 나중에 또 재부상당하는 애들도 종종 있어요."

대화만 봐서는 그다지 공감이 안 될 수도 있지만 그때 나에게는 상당히 강하게 다가왔다. 그때의 대화를 토씨 하나 틀리지 않고 외울 만큼.
'그래, 뭐 그까짓 거! 여기까지 왔는데 나중에 최악의 상황으로 수술하더라도 일단 한번 운동으로 해 보자!'

조성준의 Tip

일반적으로 수술을 마치면 안정을 위해 보조기를 착용한다. 보조기 착용 기간은 정도에 따라 다르지만 짧게는 4주, 길게는 6~8주가량 착용한다. 수술을 마치면 짧게는 4일, 길게는 14일가량 염증 반응이 일어나고 그 후 조금씩 회복 단계를 거친다. 만약 회복 단계에서 재활 운동을 시작하지 않는다면 어깨가 안쪽돌림 된 상태로 근육과 연부조직(근막, 인대 등)은 회복되고 자리를 잡을 것이다. 이는 구조적인 문제는 없지만 기능적인 문제를 야기할 수 있고, 기능적인 문제가 다시 구조적인 문제를 만들 수도 있다. 이는 뒤에서 자세히 언급하도록 하겠다.

· 06 ·

스포츠의학대학원에
가다!

사실 나는 늘 배움에 목말라 있었다. 대학 졸업 후 형편이 괜찮은 친구들은 대학원에 이어 박사 과정까지 했지만, 나로서는 대학원은 생각도 못한 채 바로 생활 전선에 뛰어들어야 했기 때문이다. 23세에 대학 2학년에 복학해 수업 후 밤 12시까지 알바를 하며 학교를 다녔고, 3학년 2학기부터 취업계를 쓰고 정식으로 일을 하기 시작했다. 그때부터 배움은 단절됐고, 몸으로 배운 현장 경험과 내 운동 경험을 바탕으로 건강한 사람들의 운동이나 움직임에 대해서는 어느 정도 알게 됐다. 그 운동 방법과 노하우를 데스런의 여러 채널을 통해 사람들에게 전파하고 있다. 그러면서 내가 자주 듣는 질문 중 하나는 "어디가 너무 아프고, 이 동작을 할 때 어디가 아파요. 이거 어떤 운동을 해야 좋아져요?"였다.

"제가 재활 쪽은 지식이 충분하지 않아 뭐라 드릴 말씀이 없습니다."

이렇게 얼버무려 대답했지만 결국 나의 무능함이었다.

'내가 재활 전문가도 아닌데 그걸 어떻게 다 알겠어?' 하면서도 마음 속 깊은 곳에서는 늘 질문에 정확하게 답변하지 못하는 내 모습이 신경 쓰였다.

다시 동생에게 전화를 걸었다.

"○○아, 너 석박사 한 학교가 어디라고?"

"아 형님, 진짜 하시게요? 그 스케줄에 괜찮으시겠어요? 하신다면야 저는 적극 찬성입니다. 제가 도와드릴 수도 있고요."

그렇게 2시간 정도의 통화 끝에 대학원 진학을 결정하고야 말았다.

어떻게 보면 내 앞으로의 행보가 이 급작스러운 결정으로 인해 새롭게 펼쳐질지도 모른다는 막연한 생각과 함께 '내가 언제부터 깊게 생각하고 행동했던가' 맞다 싶으면 그냥 가는 거였다. 하루 이상 고민하지 않는다. 몇 달을 고민해 봐야 결론은 처음 내린 결정이니까. 물론 나이를 먹으면서 그 에너지가 급감함을 느끼지만, 아직은 뛸 만하니 아마 이 책도 쓰는 거겠지?

내가 어깨 통증이 없어진다면 분명히 또 누군가에게 알려 주려고 노력할 것이다. 하지만 '이렇게 하니 괜찮아졌어. 그니까 그냥 따라 해!'가 아닌 나 스스로 정확히 이해한 뒤에 과학적인 근거를 바탕으로 알려 주고 싶었다. 그리고 이것을 일기 형식으로 문서화해서 남겨 둬야겠다는 생각이 들었다.

대학원 면접을 보러 갔다. 내 면접 번호는 감사하게도 200명 중 1번이었다. 5인 1조로 들어가 나란히 앉았고, 양복 입고 간 빡빡이(당시 내 머리카락 길이는 9mm였다. 사실 지금도 6mm 빡빡이다.)는 교수님들 앞에서 당차게 이야기했다.

"데스런 조성준 선생님, 왜 저희 대학원에 오셨나요?"(이 책의 추천사를 써 주신 지금의 담당 교수님께 미리 인사를 드렸고, 어느 정도 나에 대한 정보가 있는 상태에서 놀리시는 듯한 형식적인 질문이었다.)

"제가 어깨가 많이 아픕니다. 지금도 팔을 못 듭니다. 그런데 병원에서는 수술 외에는 해 줄 게 없다고 합니다. 제가 이론을 배워서 수술이 아닌 운동으로 제 어깨를 다시 쓸 수 있게끔 만들어 보고 싶고, 저처럼 아픈 사람들에게 자기 상태를 정확히 알려 주고, 움직임을 원래대로 할 수 있게 도와주는 기관을 만들고 싶습니다."

사실 이름도 정해 놓았다. 'DeSLun Reboot'

'원래 기능이 제대로 돌아가고 있다면 잠자고 있는 몸의 어떤 기능을 재부팅시켜서 아프지 않게 다시 쓰이게끔 만들어 준다'는 의미를 담았다. 어차피 한 번 망가진 거 적어도 내가 왜 다쳤고 아팠으며, 이걸 어떻게 해야 하는지에 대한 궁금증이 해결되지 않으면 계속 찜찜한 마음이 들 것 같았다. 간지러운 부분을 속 시원히 긁어야 직성이 풀리는 성격 아니던가! 어쩌면 부상이 아니었으면 바쁜 일상 속에서 '새로운 배움'은 생각조차 못하고 마흔을 맞이했으리라. 절망과 원망이 가득 찬 당시에는 기구 탓, 상황 탓도 했으나 이제는 앞으로 가야 할 길에 대한 신의 계시라고 합리화하며 열심히 배웠고. 지금도 열심히 배우고 있다.

조금 더 솔직히 이야기하자면 어깨가 너무 아파서 소문난 병원과 소개 받은 의사는 다 찾아가 봤고, 카이로프랙틱(체형 교정)을 비롯해 별짓을 다 해 봤다. 소위 전국에 긴다난다 하는 수많은 곳을 찾아다녀도 결국 뾰족한 방법은 없는 것이 현실이었다. 국가대표 선수들이나 프로선수들은 시간당 몇 십만 원씩 하는 재활 운동 전문 기관이 있지만. 나 같은 일반인들은 어쩌란 말인가! 나는 자신한다. 이 책은 나의 경험을 통해 배우고 적용한 내용이어서 흔히 접하기 힘든 고급 정보로 가득할 것이다. 그냥 풀기는 아까울 정도로.(실제로 몇 천만 원의 수업료를 주고 배웠고, 앞으로도 그 이상의 돈이 들어간다.)

　나는 또 하나의 목표가 있다. 혼자 힘으로는 힘들겠지만 내가 아팠을 때 또는 누군가 아픈 곳이 있다면, 치료의 개념이 아닌 올바른 움직임대로 쓰이게끔 몸을 재부팅 해 주는 곳을 만드리라. 어차피 공부할 거라면 언젠가 그런 곳을 반드시 만들고 싶다.(이 책을 몇 년 뒤 읽는 독자가 있다면 'DeSLun Reboot'라는 곳이 정말 생겼는지 검색해 보길 바란다.)

·07·

운동은
몸으로 배우는 것이다

대학원을 입학하기로 결정한 때부터 엉망진창이던 내 멘탈을 붙잡고 다시 마음을 다스리기 시작했다. 임시방편으로는 해결될 일이 아니라는 판단하에!

'스포츠대학원에 진학해서 제대로 배워 보기로 결정했으면 어차피 시간은 오래 걸릴 것이다. 그래! 침착하게 가자.'

내가 데스런 회원들에게 운동을 가르치며 가장 많이 하던 말을 되뇌고 있었다.

"운동은 몸으로 배우는 겁니다. 아무리 당신이 앞서가고 싶다 해도 지금은 모를 겁니다. 당신이 제가 말한 정도의 능력치를 몸에 가졌을 때, 그때 비로소 제가 하는 말이 무슨 말인지 알게 될 겁니다."

그날부터 나는 놀랍도록 침착해졌다. 적어도 내 상태와 상황을 인정하고, 앞으로 운동으로 일 년이라는 시간을 투자해 어깨를 고치기로 마음먹은 것이다. 나는 팔로워들과 회원들에게 적어도 2년은 걸려야 흐름 정도 알게 될 거라고 이야기하곤 한다. 나 역시 그 정도는 걸려야 적어도 흐름 정도 알게 될 것을 알지만 우선 일 년을 목표로 잡았다.

물론 순간순간 느껴지는 날카로운 통증에 어쩔 수 없이 짜증이 밀려왔지만 이내 잘 눌렀다. 아마 내 주변 사람들(아내에겐 늘 미안하다)은 내가 어느 정도 아픈지 생각조차 못할 것이다. 나를 괴롭힌 통증을 몇 가지 예로 들면 핸들을 돌릴 때 삼각근이 상완골두를 위로 당기게 되는데 바늘로 찌르는 듯한 통증과 함께 팔이 밑으로 툭 떨어져 버린다. 운전할 땐 운전석 문짝 손잡이에 깁스하듯이 팔꿈치를 내려놔 고정시켜야 했으며, 물건을 들 때나 문을 열 때, 아기를 안을 때 등등 팔을 옆으로 천천히 들어 올리거나 앞으로 들어 올릴 때도, 어느 지점이 지나면 툭 하고 힘이 풀리며 찌르는 통증이 왔다. 뻐근하고 피곤한 느낌은 늘상 있었고, 날카로운 통증이 올 때마다 '뚝' 소리가 나며 어깨가 빠졌다가 들어가는 것을 느꼈다. 그때마다 나의 모든 움직임은 소극적으로 바뀌고, 다른 근육들의 보상작용(compansation)으로 인해 몸의 밸런스가 깨지는 것을 느꼈다.

나는 원래 만세 자세로 자는 습관이 있다. 만세 자세를 어떻게 취했는지는 모르겠지만, 아파서 잠을 깨는 건 물론 그 팔을 다시 끌어내리며 신음하곤 했다. 심지어 어릴 때부터 왼쪽 어깨를 깔고 옆으로 자는 안 좋은 습관이 있는데 이렇게 자는 건 불가능했고, 정자세로 바꾸는 과정에서 불편함 때문에 밤새 6번 이상을 깼다. 정말 불면증에 죽을 만큼 괴로웠다.

여기서 잠깐 위팔뼈가 빠졌다가 들어가는 아탈구를 설명하자면 아마

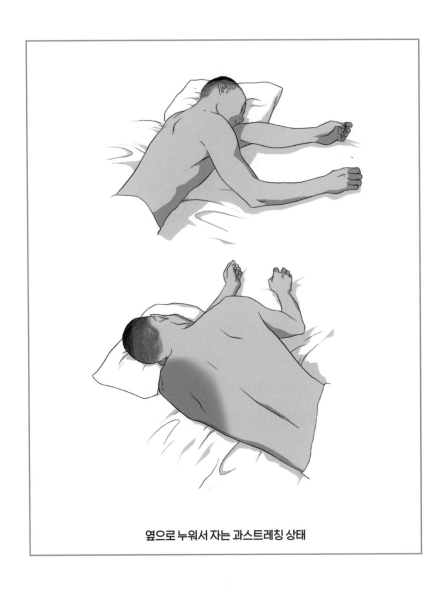

옆으로 누워서 자는 과스트레칭 상태

도 부상 시 발생했던 구조적인 손상 때문일 것이다. 뼈와 뼈를 이어 주
는 인대가 원래 길이보다 늘어난 상태이기 때문에 관절이 불안정해 있
다. 그 인대의 역할을 대신 하기 위해 근육이 활성화돼야 하지만 순간 빠

지는 어깨보다 근육의 활성화로 잡아 주는 시간이 늦기 때문이다. 그렇다면 이러한 아탈구 현상을 막는 방법은 일반적으로 알려진 근력 운동도 좋지만 재활을 마친 뒤에 반사적인 근력을 향상시키는 운동을 추천한다. 쉽게 말해 반동을 쓰면서 운동하는 것이다. 예를 들면 밴드를 잡고 굽히고 내릴 때 처음에는 천천히 수행하지만 익숙해지면 빠르게 반동을 주며 흔드는 것이다. (천천히 근육만으로 하는 것이 아닌 탁탁 털듯이 하는 동작을 말한다.)

옆으로 누워서 자는 자세가 안 좋은 이유는 경추, 흉추, 요추가 삐뚤어진 상태로 몇 시간을 유지하고, 그림에서 붉은 색으로 표시된 뒤쪽 근육이 늘어난 상태로 오랜 시간 있다는 점이다.

수술 대신 재활을 결정한 이유는 간단했다.

1. 수술을 하고 재활을 할래?
2. 밑져야 본전이므로 운동을 죽어라 해 보고, 그래도 안 되면 미련 없이 수술을 할래?

두 질문에 1번을 먼저 하면 2번에 대한 미련이 남지만 2번을 먼저 하면 시간은 조금 걸리더라도 차선책으로 1번도 할 수 있기 때문이다. 나는 늘 결정한 것에 후회 없이 살아왔다. 하지만 미련이 남으면 후회도 남는다. 나로서는 후회 없는 결정을 한 것이다.

누구보다 나는 성격이 급하다. 여태껏 나 스스로 마음먹고 끝까지 못한 일은 없었다. 완성의 기준도 사람마다 다르겠지만 내 기준치까지는 항상 끝을 봤다. 오늘 할 일은 오전에 하고, 내일 할 일은 저녁에 미리 할 정도였다. 심지어 다음 날 할 일을 생각하며 잠드는 성격이기에 그만큼 일 년이라는 시간을 인내하는 건 쉽지 않았다. 하지만 피해 갈 방법 또한 아무리 생각해도 없었고, 잠을 줄이거나 노는 시간을 줄여서 시간을 단축할 수도 없었다. 가장 중요한 멘탈 관리를 끝내고, 학기 시작까지 4개월 남은 시간을 어떻게 보낼 것인가 고민했다. 다시 동생에게 전화를 걸었다.

"○○아, 혼자 재활하는 건 말이 안 된다며. 너는 안 되는 건 알고, 너희 학교 사람 중에서 나 도와줄 선생님 찾아 줄 수 있을까? 부탁 좀 하자!"

"예 형님, 바로 한번 찾아볼게요."

며칠 후 연락이 왔고, 내 어깨 재활 운동을 도와줄 세 명의 선생님을 만나게 됐다. 솔직히 나도 안다. 부서진 것을 고친다고 해서 100% 돌아오기 힘들다는 걸.

"결국 선생님들이 공부한 케이스를 저에게 대입시켜 보는 일임을 알고 있습니다. 맞다 싶은 것은 모두 해 보십시오. 부담 갖지 마시고 기간이 얼마나 걸려도 상관없습니다. 어차피 다른 방법도 없거든요. 저는 적어도 일 년은 버틸 마음의 준비가 됐습니다."

다음 학기 석사 입학이 예정돼 있었고, 내가 직접 배우는 것도 좋지만 이미 그 과정을 먼저 겪은 사람의 실전 적용이 궁금했다. '운동은 몸으로 배우는 것이다'라는 생각은 변함없기 때문에, 먼저 운동을 하면서 입학 후 궁금한 것들을 이론으로 천천히 무장하기로 계획한 것이다. 그렇게 선생님들과 인연이 되어 운동을 시작했고, 지금은 서로 신뢰를 갖고 함께 많은 대화를 나누며 이 책도 함께 작업하게 됐다. 그리고 내 어깨는 지금 80% 이상 회복됐다.

이제 본격적으로 일 년 동안 나와의 싸움에서 내가 어떤 과정과 생각을 거쳤는지, 어떤 운동을 했는지 자세히 설명해 보겠다.

SHOULDER
REBOOT

Part 2

어깨는 고치는 게
아니라 달래서 쓰는
것이다

· 08 ·

어깨를 제대로
아는 게 중요하다!

 본격적으로 운동과 당시의 심리 상태 등을 말하기 전에 어깨의 기초적인 해부학 구조와 움직임을 알아보자.

물론 나는 전문서적을 쓸 자격도, 그럴 생각도 없다. 다만 일반인에게 어깨의 구조와 통증이 오는 구조와 원인, 해결 방법에 대해 적어도 내가 시도해 본 만큼만 쉽게 알려 주는 게 이번 장의 목표이다.

아마도 대다수의 사람들은 어깨가 어떨 때 아프다는 정도만 알고 왜 아픈지, 뭐가 잘못된 것인지는 알려고 하지 않는다. 왜? 들어가면 들어 갈수록 복잡하고 어려우니까. 내가 이해한 대로 쉽게 정리해 보겠다. 팔을 돌리고, 위아래로 움직이고, 앞뒤로 움직일 때 어떤 관절이 동원되고 그 관절을 움직이기 위해 어떤 근육이 각자의 위치에서 역할을 하는지 설명하려고 한다. 작은 근육들은 제외하고 꼭 필요한 근육과 관절만 알아보고 본 운동으로 들어가겠다. 적어도 이 정도는 알아야 뒤에 나오는 운동을 이해할 수 있기 때문에 확실히 알고 가자. 또한 기본적인 해부학 지식을 갖추는 것은 조립식 물건을 구입한 뒤 구성품을 숙지하는 것만큼 중요하다. 구성품을 알아야 물건을 제대로 만들 수 있는 것처럼 우리 몸도 아는 만큼 잘 쓸 수 있다. 이제부터 나오는 어깨의 해부학적 구조와 움직임에 대한 설명은 병원에서 MRI, X-RAY, 초음파 검사 결과를 들을 때도 이해하는 데 도움이 될 것이다.

어깨관절은 인체에서 가장 큰 움직임을 만들어 내는 관절 중 하나이고, 손을 들고 내리거나 또는 어떤 물건을 잡기 위한 동작을 한다. 하지만 큰 움직임을 만드는 대신 고관절에 비해 안정성은 부족하다. 그 이유는 그림처럼 관절와보다 상완골두가 더 크기 때문이다. 골프티에 올려진 골프공과 같은 모습이다.

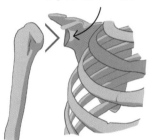

동그랗게 박히는 공간을 '관절와(소켓)'라고 한다.

관절와보다 상완골두가 크다.

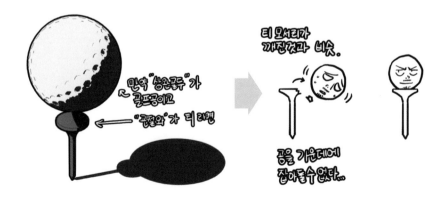

이러한 구조는 상완골이 궤도를 이탈하면 주변 구조물과의 마찰을 일으킬 가능성이 높다. 예를 들어 손 위에 테니스공과 농구공을 올려놓았을 때를 비교하면 테니스공은 손에서 어느 정도 움직임이 자유롭고 안정적으로 들 수 있지만 농구공은 조금만 잘못 움직여도 바닥에 떨어진다. 이렇듯 어깨관절은 다른 관절보다 상대적으로 불안정하므로 주변 근육의 기능이 중요하다. 뼈와 뼈를 이어 주는 근육이 과도한 긴장을 한다면 뼈의 위치를 변화시키고, 근육들이 느슨해진다면 어깨관절은 더욱 불안정해지기 때문이다.

이제 어깨를 구성하고 있는 주요 관절에 대해 살펴보자. 어깨는 어떤 구조로 움직이게 되는지 그림과 함께 설명하겠다. 아무리 쉽게 풀어 써도 어려운 내용이기에 반복해서 읽으며 이해해야 한다.

우리는 어깨를 돌릴 때 단순히 팔과 어깨뼈가 연결된 관절만 움직인다고 생각한다. 하지만 인체는 4가지의 어깨관절이 있고, 모두 어깨 움직임에 관여한다.

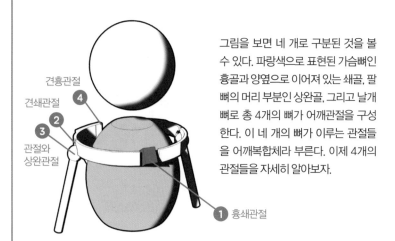

어깨복합체 구조

견흉관절
견쇄관절
관절와
상완관절
① 흉쇄관절

그림을 보면 네 개로 구분된 것을 볼 수 있다. 파랑색으로 표현된 가슴뼈인 흉골과 양옆으로 이어져 있는 쇄골, 팔뼈의 머리 부분인 상완골, 그리고 날개뼈로 총 4개의 뼈가 어깨관절을 구성한다. 이 네 개의 뼈가 이루는 관절들을 어깨복합체라 부른다. 이제 4개의 관절들을 자세히 알아보자.

① 흉쇄관절
sterno-clavicular joint

쇄골과 흉골을 이어 주는 관절이다. 어깨관절 중 유일하게 몸통과 연결돼 있다.
팔뼈와의 거리는 멀지만 팔을 들어 올릴 때 쇄골이 회전하고, 상하 좌우 움직이며 어깨관절의 움직임이 잘 되도록 도와준다. 손가락으로 쇄골을 집은 다음 팔을 위 아래로 움직이면 쇄골이 움직이는 것을 느낄 수 있다.

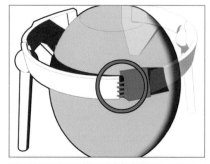

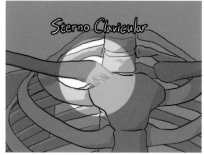

Sterno Clavicular

② 견쇄관절
acromio-clavicular joint

견갑골의 견봉과 쇄골을 이어 주는 관절이다. 굽은 등처럼 자세가 좋지 않을 경우 볼록하게 솟아 오르거나 관절이 뻣뻣해질 수 있다. 이것은 어깨관절 움직임에 부정적인 영향을 준다. 또한 견쇄관절은 땅을 짚고 넘어지는 등의 외상으로 인해 견쇄인대와 쇄골 부상을 일으킬 수 있다.

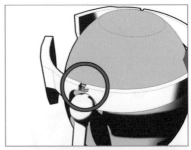

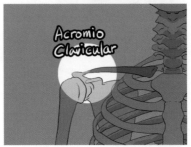

③ 관절와상완관절
glenohumeral joint

상완골두와 견갑골의 관절와를 이어 주는 관절이다. 팔을 벌려 머리 위로 180도 들기(외전) 위해서는 이 관절이 120도 정도의 움직임이 나와야 하는 만큼 다른 관절에 비해 움직임의 범위가 크다.

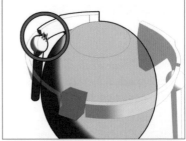

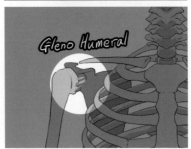

④ 견흉관절
scapulothoracic joint

흉곽과 견갑골을 이어 주는 관절이다. 다른 관절과 다르게 인대와 캡슐이 존재하지 않으며 흉곽과 견갑골이 실제로 맞닿아 있지 않아 '가관절'이라 부른다. 하지만 어깨관절의 좋은 움직임을 위해 견흉관절의 움직임은 필수다.

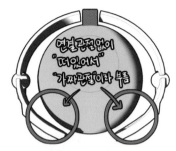

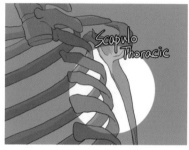

이 4개의 관절이 각자의 위치에서 유기적으로 움직여야만 어깨의 좋은 움직임을 만든다. 어깨관절의 대표적인 구조물을 살펴보면 인대, 건, 근육, 관절주머니가 있다.

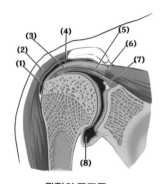

관절의 구조물

(1) 삼각근 아래 주머니

(2) 삼각근

(3) 극상근이 상완골에 와서 닿는 힘줄

(4) 봉우리 밑 주머니

(5) 관절주머니 인대

(6) 윤활막

(7) 오목테두리

(8) 겨드랑이주머니

인대는 뼈와 뼈를 이어 주며 관절에서의 정적인 안정성을 확보한다. 건과 근육은 우리가 스포츠 활동을 하거나 움직일 때 관절이 잘 움직여 지도록 동적인 상태에서 안정성을 확보한다.

관절주머니는 수분(fluid)으로 가득 차 있으며 관절이 빽빽하지 않게 윤활유 역할을 한다. 어깨를 안정시키는 대표적인 근육으로 회전근개라고 불리는 극상근, 극하근, 소원근, 견갑하근이 있다.

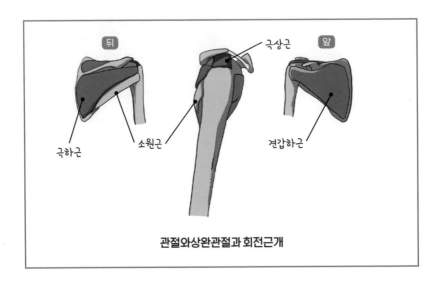

관절와상완관절과 회전근개

극상근은 윗팔뼈를 옆으로 올려 주고, 극하근과 소원근은 바깥 방향으로, 견갑하근은 안쪽 방향으로 돌려 주는 역할을 한다. 무엇보다 어깨 회전근은 어깨의 다양한 움직임에서 안정성을 확보하고 관절와순 안에서 상완골두가 잘 움직이도록 도와준다.

그림(47p)을 유심히 살펴보면 관절와는 견갑골의 일부이며 견갑골은 흉곽과 관절을 이룬다.(견흉관절) 그렇기 때문에 팔을 들고 내릴 때 불편함 없이 움직이기 위해서는 견갑골이 잘 움직여져야 한다. 아래 표를 통해서 어깨와 견갑골의 움직임이 어떻게 이루어지는지 확인해 보자. 인체의 움직임은 해부학적 자세를 기준으로 동작을 설명한다.

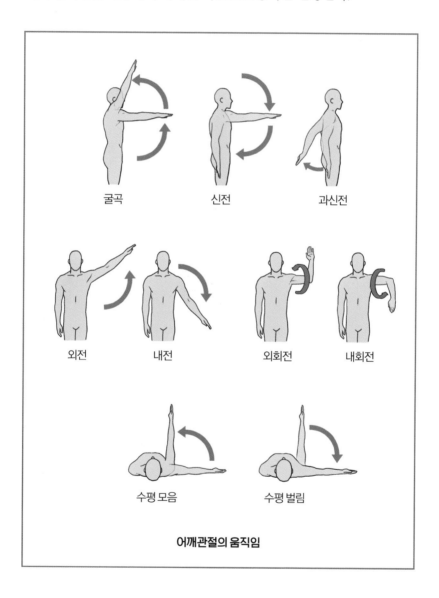

어깨관절의 움직임

어깨를 움직일 때 사용되는
주요 근육과 기능

· 작용 ·
① 벌림(외전)
(팔 벌려 뛰기를 할 때
옆으로 팔을 올리는 것)

· 기능 ·
차려 자세에서 팔을
옆으로 벌려 준다.

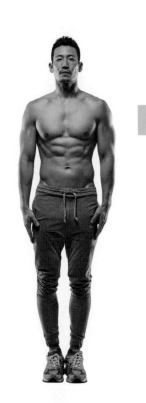
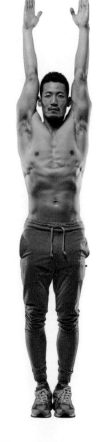

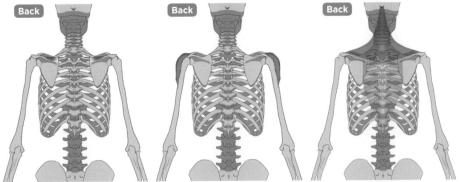

극상근   측면삼각근   상승모근

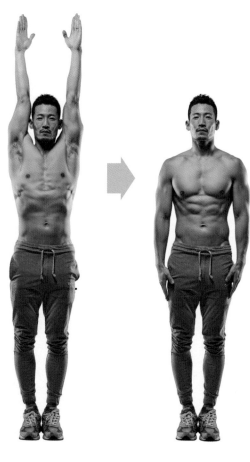

· 작용 ·
② 모음(내전)

· 기능 ·
팔을 몸 중앙
쪽으로 모아 준다.

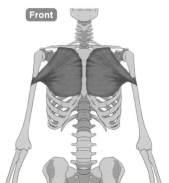

대흉근

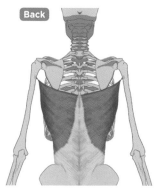

광배근

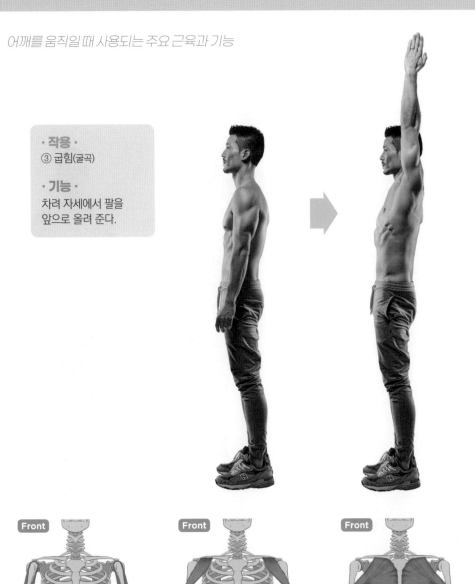

· **작용** ·
③ 굽힘(굴곡)

· **기능** ·
차려 자세에서 팔을
앞으로 올려 준다.

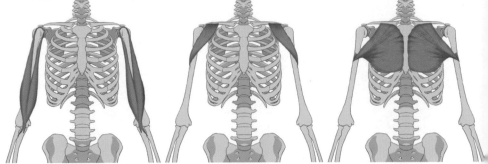

상완이두근   전면삼각근   대흉근

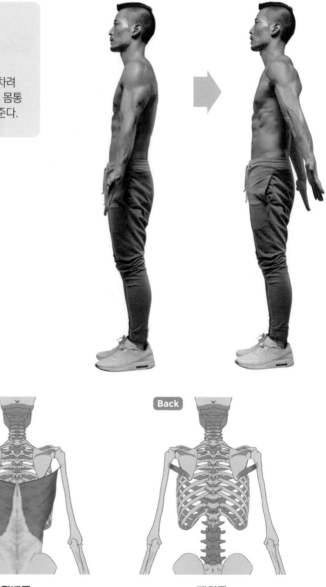

· 작용 ·
④ 폄(신전)

· 기능 ·
굽힌 팔을 다시 차려
자세로 돌아오고 몸통
뒤로 팔을 젖혀 준다.

Back

Back

광배근

대원근

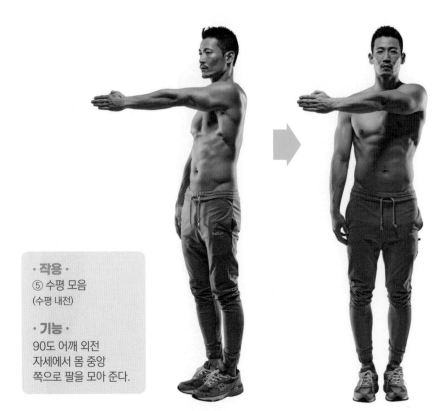

· 작용 ·

⑤ 수평 모음
(수평 내전)

· 기능 ·

90도 어깨 외전
자세에서 몸 중앙
쪽으로 팔을 모아 준다.

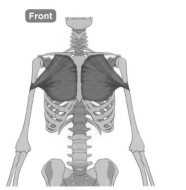

대흉근

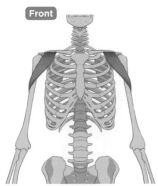

전면삼각근

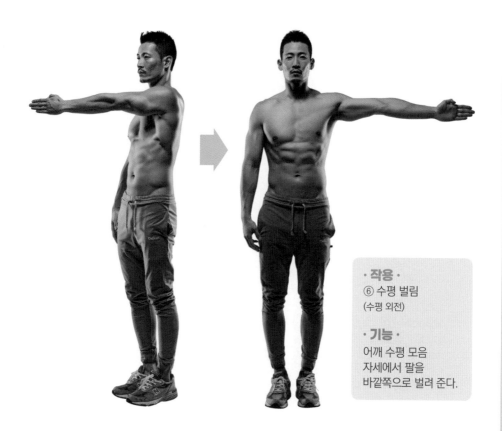

· 작용 ·
⑥ 수평 벌림
(수평 외전)

· 기능 ·
어깨 수평 모음
자세에서 팔을
바깥쪽으로 벌려 준다.

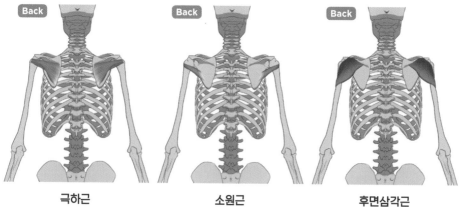

극하근   소원근   후면삼각근

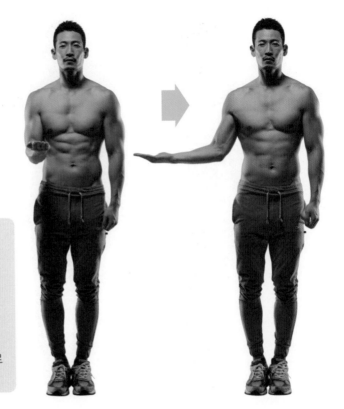

· 작용 ·
⑦ 가쪽 돌림
(어깨 외회전)

· 기능 ·
위팔뼈를 바깥
방향으로 돌린다.
팔꿈치를 90도 굽힌
상태에서 바깥쪽으로
회전시켜 준다.

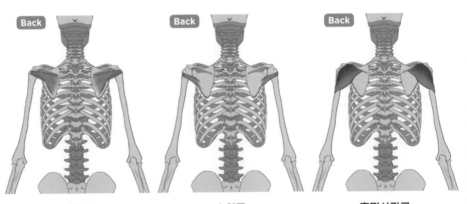

극하근   소원근   후면삼각근

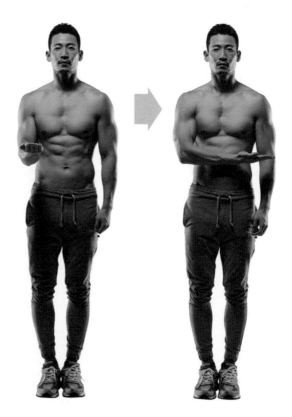

·작용·
⑧ 안쪽 돌림
(어깨 내회전)

·기능·
위팔뼈를 안쪽 방향으로
돌린다. 팔꿈치를 굽힌
상태에서 안쪽으로
내회전 시 바깥쪽
손날이 몸과 닿도록
회전시켜 준다.

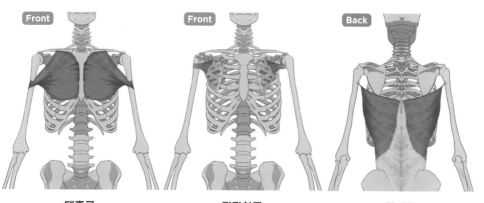

대흉근　　　　　　　　견갑하근　　　　　　　　광배근

견갑골의
6가지 움직임

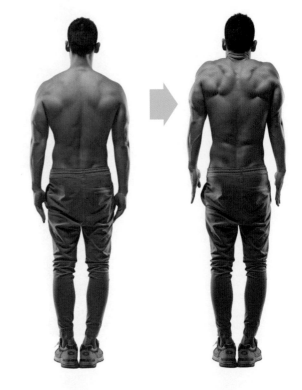

> · 작용 ·
> ① 올림(상승)
>
> · 기능 ·
> 견갑골을 위로 올린다.

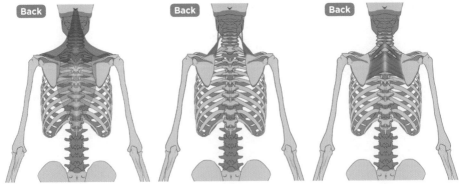

| 상승모근 | 견갑거근 | 능형근 |

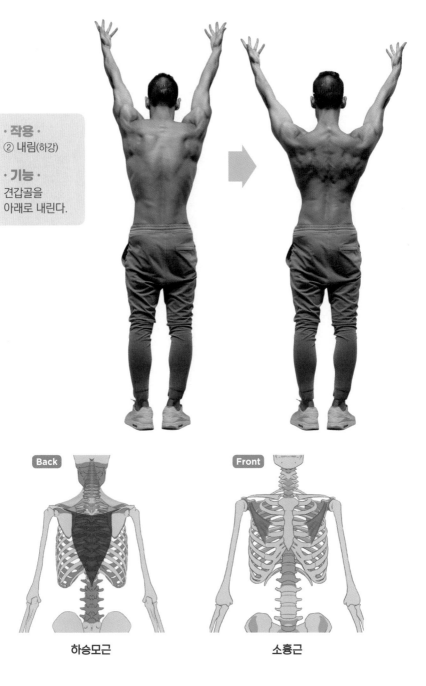

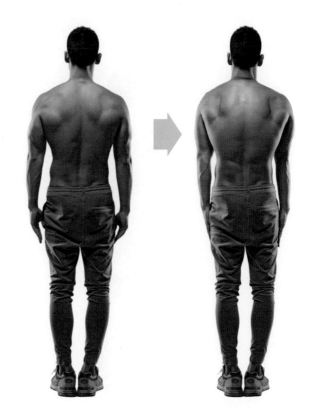

· 작용 ·
③ 내밈(전인)

· 기능 ·
견갑골을 앞으로
내민다.

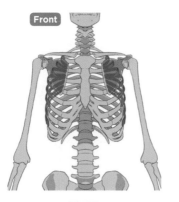

전거근

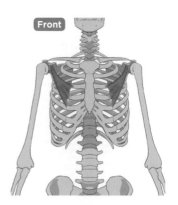

소흉근

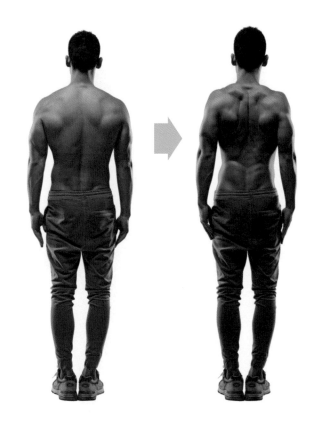

· 작용 ·
④ 들임(후인)

· 기능 ·
견갑골을 뒤로
모은다.

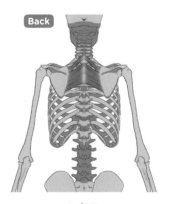

능형근

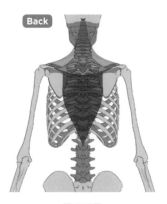

중승모근

· **작용** ·
⑤ 위쪽 돌림
(상방회전)

· **기능** ·
견갑골이 바깥
방향으로 회전한다.

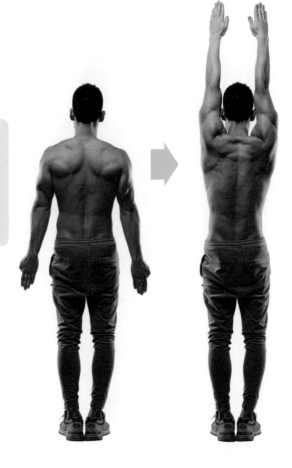

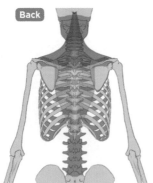

상승모근

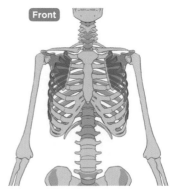

전거근

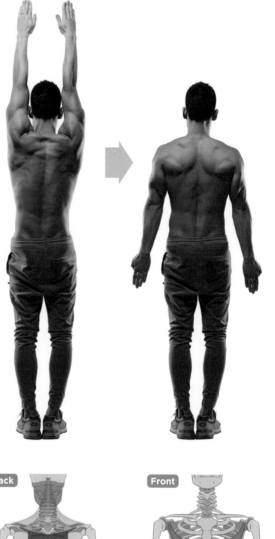

· 작용 ·
⑥ 아래쪽 돌림
(하방회전)

· 기능 ·
견갑골이 안쪽
방향으로 회전한다.

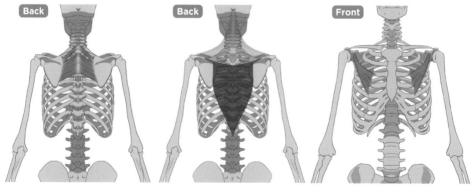

| 능형근 | 하승모근 | 소흉근 |

어깨의 움직임은 견갑골의 움직임을 동반한다. 이것을 짝힘 운동이라고 부르며 어깨가 움직일 때 견갑골이 어떠한 움직임을 내는지 아래 표에서 확인할 수 있다. 어깨가 움직일 때 견갑골이 특정 동작을 함께 수행한다는 것을 알려 준다.

어깨 움직임	견갑골 움직임
굽힘	내밈 + 위쪽 돌림
폄	들임 + 아래쪽 돌림
벌림	위쪽 돌림
모음	아래쪽 돌림
가쪽 돌림	들임
안쪽 돌림	내밈
수평 벌림	들임
수평 모음	내밈

어깨관절의 움직임을 이해하면 문제의 원인을 객관적으로 판단할 수 있고, 움직임 회복을 위한 올바른 운동을 처방할 수 있다.

· 09 ·

내 어깨 상태의 진단명은
'슬랩 앤 방카르트'

어깨 통증의 원인은 크게 두 가지로 나뉜다.

첫 번째는 근육의 긴장으로 발생하는 만성 통증과 근력 약화로 생기는 기능적인 문제다. 두 번째는 어깨 구조물의 손상과 같은 구조적인 문제다.

내 어깨 상태는 후자였다. 쉽게 말하면 어딘가 급성으로 파열되거나 틀어진 구조상의 손상이었다. MRI촬영과 CT촬영을 한 결과, 내 어깨의 진단명은 '슬랩 앤 방카르트(slap & bankart)'였다.

슬랩SLAP이란?

슬랩(SLAP)은 Superior Labrum From Anterior to Posterior lesion(상부 관절와순 전후방 병변)의 약어다. 그대로 해석하면 관절와순의 상부(12시

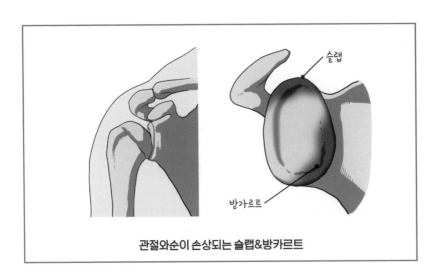

관절와순이 손상되는 슬랩&방카르트

방향)에서 앞뒤로 관절와순이 파열된 것을 말한다. 관절와순은 고무패킹과 같이 위팔뼈가 관절와에서 빠지지 않도록 어깨를 고정시켜 주는 역할을 한다.

야구에서 투수들이 투구하는 도중 관절와순 상단에 있는 상완이두근건(장두힘줄)이 분리되는 사례로 처음 발견됐다. 이후 4가지 유형으로 분류했으며, 최근에는 세분화돼 10가지로 분류한다. 흔히 발생하는 TYPE 2형은 관절와순에 위치한 이두근건이 분리돼 불안정성을 보이는 것이다. 손상기전(어떻게 왜 손상이 되는지에 대한)은 아직까지 명확히 밝혀지지 않았지만 넘어지면서 바닥에 손을 짚으며 발생하는 압박 손상이나 투수들에게 흔히 발생하는 상완이두근건의 분리, 내적 충돌, 박피기전 등이 있다. 슬랩 손상이 단독으로 생기는 경우는 드물기 때문에 다른 부위의 손상까지 확인하려면 전문의에게 검사와 진단을 받은 뒤 재활 운동을 시작해야 한다.

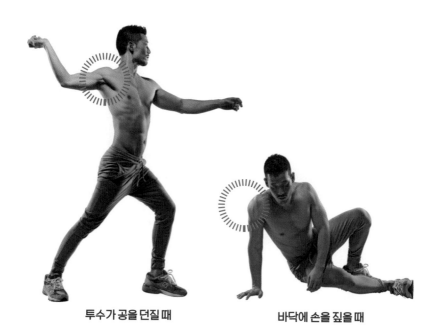

투수가 공을 던질 때   바닥에 손을 짚을 때

방카르트Bankart란?

관절와순은 팔이 다양한 방향으로 움직이는 동안 안정성을 제공한다. 관절와순 전·하방이 파열되는 손상을 방카르트 병변이라 부르며 연구에 따르면 탈구의 약 90%가 전방으로 일어나고, 나머지 10%가 후방으로 일어난다. 방카르트 병변은 주로 충돌 사고, 스포츠 상황에서 나타난다. 스포츠 상황에서 탈구로 이어지는 충돌과 낙상이 주원인이라고 할 수 있는데 주로 다른 어깨 손상과 함께 발생한다. 방카르트 병변이 나타날 시 어깨 움직임이 제한되고, 어깨관절이 극도로 불안정해지므로 손상 후 재활 운동이 매우 중요하다.

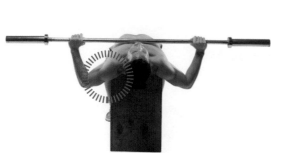 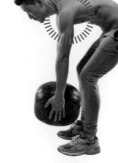

올바르지 않은 운동 동작을 할 때   무거운 물건을 들어 올릴 때

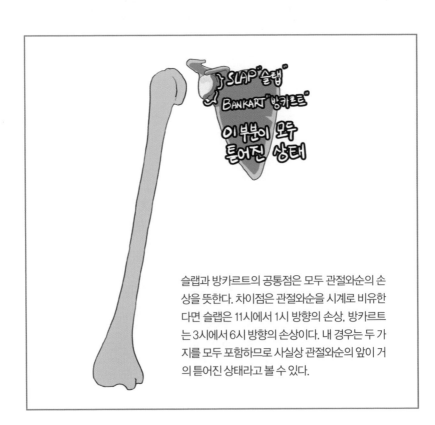

슬랩과 방카르트의 공통점은 모두 관절와순의 손상을 뜻한다. 차이점은 관절와순을 시계로 비유한다면 슬랩은 11시에서 1시 방향의 손상, 방카르트는 3시에서 6시 방향의 손상이다. 내 경우는 두 가지를 모두 포함하므로 사실상 관절와순의 앞이 거의 틀어진 상태라고 볼 수 있다.

내가 처음 부상을 입은 일 년여 전의 그날로 돌아가 보면 확실한 이유를 알 수 있다. 간이 평행봉 위에서 물구나무선 상태로 팔굽혀펴기로 내려오는 중 평행봉의 외측이 무너지면서 팔 전체가 뒤로 심하게 젖혀졌고, 체중을 그대로 받아 내며 '두두둑' 소리가 났다. 운이 나쁘게도 관절와순 전방이나 상부 쪽만 나간 것이 아닌 더 넓은 범위로 어중간하게 걸쳐 틀어져 버린 것이다. 그래서 진단명이 '슬랩 앤 방카르트'가 나왔고, 그날부터 내 어깨는 강한 통증과 함께 가동범위가 심하게 좁아졌다.

재활 운동 전
근육 평가
Muscle Function Test

본격적인 재활 운동을 시작하기 전 여러 가지 테스트를 했다. 아픈 사람의 정보만 듣고서는 증상을 판단하기 어렵다. 여러 가지 테스트를 통해 최대한 증상을 자세히 알아보고 그에 맞는 운동을 수행하기로 했다. 가장 먼저 하는 것은 '근육 평가(Muscle Function Test)'로, 줄여서 'MFT'라고 부른다. 이 테스트는 도수로 근력을 평가하는 검사로 영상으로는 확인할 수 없는 근육의 기능을 평가할 수 있다. 개인이 직접 평가하기는 어렵기 때문에 전문가에게 검사를 받아야 한다. 추후 운동 기능 평가를 통해 근육이 힘을 못 쓰는 원인을 판단하고, 기능을 못하고 있는 근육의 능력을 향상시켜야 한다. 힘을 못 쓰는 근육을 대신해 과하게 힘을 쓰고 있는 주변 근육들의 과사용을 줄이고, 관절을 움직이는 근육의 균형을 맞추는 것이 MFT 검사 후 재활 운동을 하는 목적이다. 이러한 문제를 보상작용이라고 한다. 쉽게 설명하면 내가 해야 할 일을 누군가 대신함으로써 처음에는 대신해서 일을 잘 수행하지만 결국 피로가 쌓여 지치게 되는 것을 말한다. 예를 들어 발목을 다치면 걸을 때 다친 발을 대신해 다치지 않은 발에 체중을 더 많이 실게 된다. 이러한 보행 자세가 오랫동안 지속되면 다치지 않은 쪽이 아프기 시작하고 움직임 패턴에도 변화가 일어난다. 이와 같이 동작 수행을 위해 일시적으로 보상작용이 일어나는 것은 인체가 지닌 하나의 보호기전이라고 할 수 있지만 장기적인 측면에서는 또 다른 문제를 야기한다. 하나의 예를 들자면 팔을 옆으로 들어서 귀 옆에 붙이는 자세를 취할 때 고개를 바로 세운 상태에서 팔을 들어 올리는 사람이 있는 반면, 고개를 옆으로 기울이며 팔을 올리는 사람이 있다. 팔을 올리는 과정에서 극상근, 측면삼각근, 승모근과 같은 근육들이 적절한 비율로 사용된다. 여러 원인에 의한 근육 보상은 상부승모근과 견갑하근의 단축을 유발해 머리를 기울게 만드는 것이다. 팔을 위로 들어 올리는 목적은 달성했지만 보상에 의한 동작이 반복된다면 근육 불균형을 초래한다.

더불어 지속적인 어깨올림근의 과도한 수축은 하부승모근과 같은 어깨내림근의 약화를 가져온다. 일반적인 해결 방법은 경직된 근육을 이완시키는 것이다. 우리가 잘 알고 있는 스트레칭, 자가 마사지 등을 활용해 주기적으로 근육을 이완시키고, 약화된 근육은 근력 운동을 통해 다시 힘이 들어가게 해야 한다. 본격적으로 어깨 근육의 기능을 평가하는 네 가지 TEST를 소개한다.

어깨관절 가동범위 평가

우선 자신의 어깨가 얼마나 잘 움직이는지 평가해야 한다. 어깨 가동성 평가를 통해 동작 시 통증의 유무, 움직임 범위, 보상 패턴을 확인할 수 있다. 다양한 방법이 있지만 이 책에서는 누구나 쉽게 할 수 있는 평가법을 선정했다. 가동성 평가 결과에 따라 앞으로의 운동 방향을 설정한다.

① 어깨 가동성 평가

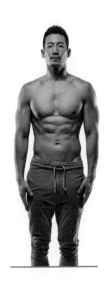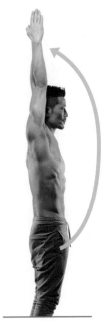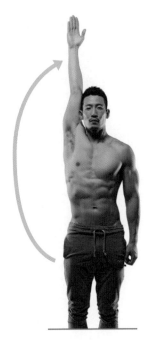

❓ 평가 방법

① 제자리에 선다.
② 팔을 뻗은 상태에서 앞으로 팔을 최대한 올린다. 다음은 팔을 옆으로 최대한 올린다.
③ 자가로 팔이 올라오는 범위를 확인한다.(정상 각도 170~180도, 귀 뒤쪽에 어깨가 붙을 만큼 곧게 뻗어 올라가야 어깨의 정상적인 가동범위이다.

✅ 체크 포인트

① 팔의 끝 지점이 정상 각도에 미치지 못한다면 가동성이 부족한 상태이다.
② 통증이 느껴졌을 때의 각도를 확인한다.
③ 허리가 젖혀지거나 고개가 좌우로 기울어지는 보상작용이 있는지 확인한다. 보상작용 없이 팔을 들어 올린 각도를 측정해야 한다.

② 어깨 내회전 평가

❓ 평가 방법

① 허리 뒤로 손을 넘겨 반대편 날개뼈
　쪽으로 최대한 손을 갖다 댄다.
② 손가락으로 반대편 날개뼈 아래
　쪽을 만질 수 있는지 확인한다.
③ 한 팔씩 양쪽 모두 평가한다.

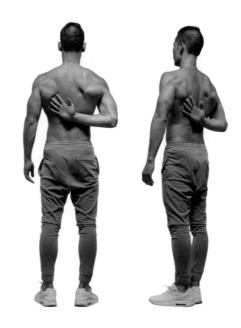

③ 어깨 외회전 평가

❓ 평가 방법

① 머리 뒤로 손을 넘겨 반대편 날개뼈
　쪽으로 최대한 손을 갖다 댄다.
② 손가락으로 반대편 날개뼈 위 쪽을
　만질 수 있는지 확인한다.
③ 한 팔씩 양쪽 모두 평가한다.

✅ 체크 포인트

① 손으로 반대편 날개뼈를 만질 수
　없다면 어깨의 회전 능력이 부족한
　것이다.
② 평가는 바로 선 자세로 해야 하며
　보상작용이 나오지 않아야 한다.
③ 양쪽 가동범위를 비교하고 통증이
　나오는 범위를 체크한다.

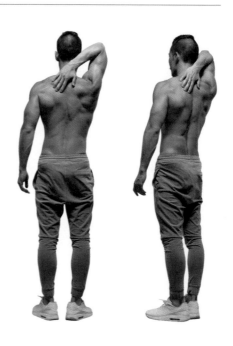

흉추 가동성 평가

흉추는 머리 위로 팔을 올리는 동시에 펴지며 어깨관절의 움직임을 도와준다. 흉추의 움직임이 떨어
진다면 팔을 들어 올리는 각도 또한 제한되기 때문에 어깨 재활에서 흉추의 가동성 평가는 필수이다.
흉추의 회전력은 흉추를 펴는 능력과 관련 있고, 서 있는 자세에서의 흉추 움직임 평가는 허리의 보상
을 만들 수 있기 때문에 이 책에서는 앉아서 하는 흉추 가동성 평가를 담았다.
흉추 움직임을 만들기 위해서는 척추에 직접적으로 연결된 근육뿐만 아니라 골반과 갈비뼈를 연결하
고 있는 복부 근육도 관여한다. 따라서 과도한 복근 운동으로 복부 근육이 경직돼 있다면 흉추에 이어
어깨 움직임까지 영향을 줄 수 있다.

흉추 돌림 평가

❓ 평가 방법

① 머리 뒤로 양손을 깍지 끼고
   팔꿈치를 몸통 선상만큼 펼친
   뒤 허리를 곧게 펴서 앉는다.
② 다리가 벌어지지 않도록 하고
   한쪽 방향씩 몸통을 회전한다.
③ 몸통을 완전히 회전했을 때
   팔의 각도를 확인한다.(정상
   범위: 45도)

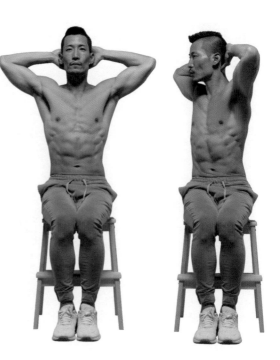

✔ 체크 포인트

① 통증이 있는지 확인한다.
② 몸통을 돌렸을 때 약 45도
   회전이 일어나는지 확인한다.
③ 왼쪽, 오른쪽의 각도를 비교한다.
④ 시선은 정면을 바라본다.

흉추 가동성에 영향을 주는 주요 근육들

내복사근

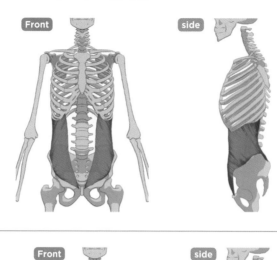

외복사근

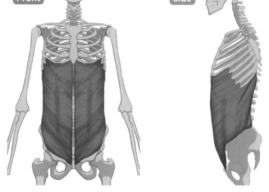

척추기립근
(다열근 등)

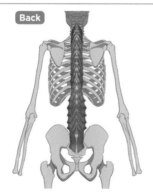

견갑골 위치, 움직임 평가

견갑골(날개뼈)의 평가를 병행하는 이유는 어깨 구조에서 설명했듯이 견갑골의 적절한 움직임 없이는 어깨가 기능을 잘할 수 없기 때문이다. 견갑골의 구조적인 위치와 움직임을 동반한 기능 확인은 견갑골의 위치 변화를 일으키는 근육과 구조물의 현재 상태와 문제점을 파악해 해결 방안을 모색할 수 있다. 또한 팔을 들었다 내리는 동작 시 견갑골에 위치 변화가 생기면 특정 각도에서 견갑골이 제 위치에 있지 못한 것을 파악할 수 있어 운동의 강도를 조절하기에 용이하다. 우리가 실시한 두 가지 평가는 ① 제자리 선 자세에서 견갑골의 위치 확인 ② 가벼운 덤벨을 들고 어깨 벌림을 하는 도중 견갑골의 움직임을 확인하는 평가이다.

① 견갑골 자세 평가

❓ 평가 방법

① 자가 평가 시 편안하게 차렷한 상태로 등을 촬영한다.
② 양쪽 어깨의 높낮이를 확인한다.
③ 견갑내 측면이 전반적으로 튀어나왔는지 확인한다.
④ 견갑골 하각이 돌출돼 있는지 확인한다.

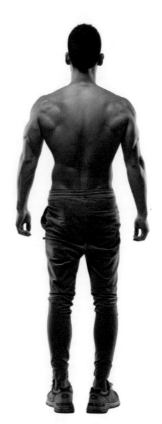

✅ 체크 포인트

① 어깨 높이가 높다면 견갑골이 위쪽으로 올라가 있다는 것이다. 상부승모근, 견갑거근과 같은 견갑골을 위로 올리는 근육이 단축돼 있을 가능성이 있다.
② 견갑골의 내측이 전체적으로 떠 있다면 전거근과 능형근이 약화된 것이다.
③ 견갑골 하각이 돌출돼 있다면 소흉근이 단축돼 있거나 전거근이 약화된 것이다.

① 뒷모습 자가 촬영

② 양쪽 어깨 높낮이 확인

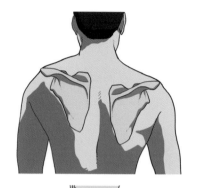

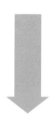

③ 견갑골 내측 돌출 평가

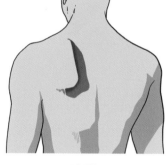

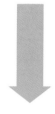

④ 견갑골 하각 돌출 평가

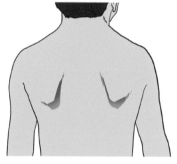

　자세와 골격의 변형을 일으키는 수많은 요인이 있기 때문에 이와 같이 정적인 자세에서의 평가로 모든 근골격계 문제를 예측해서는 안 된다. 단, 자세는 생활 습관과 근육 불균형을 반영하는 좋은 지표이기 때문에 재활 과정에서 참고할 수 있다.

② 견갑골 움직임 평가

덤벨 들고 양팔 벌리기

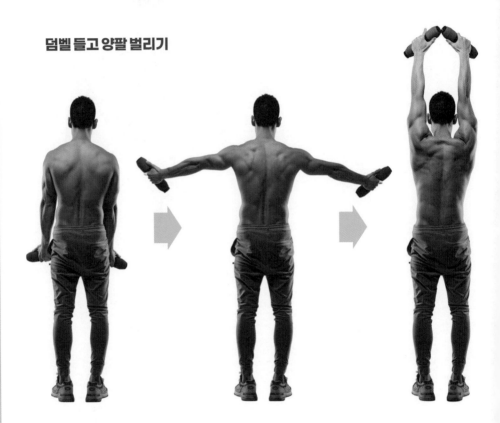

❓ 평가 방법

① 자가로 평가하기 위해 등을 동영상으로
   촬영한다.
② 양손에 가벼운 덤벨을 든다.(남성 2kg,
   여성 1.5kg)
③ 3~5회 천천히 올리고, 천천히 내린다.

✅ 체크 포인트

① 팔을 올릴 때 견갑골이 바깥 방향으로
   벌어지고, 팔을 내릴 때 다시 제자리로
   돌아오는 움직임을 확인한다.
② 양쪽 견갑골의 움직임을 비교한다.
③ 움직이는 동안 견갑골의 안쪽과 아래쪽
   뼈가 돌출되는지 확인한다.
④ 통증이 있는지 확인한다.

덤벨 들고 양팔 굽히기

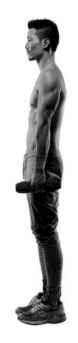 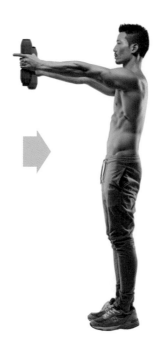 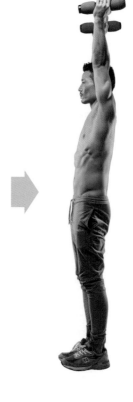

🖊 해석

① 최대한 팔을 들어 올렸을 때 견갑골의 아래쪽 모서리가 바깥쪽을 향해 벌어지지 못한다면 견갑골 움직임의 문제가 있는 것이다.

② 동작 중 견갑골의 안쪽과 아래쪽 뼈가 과도하게 돌출되면서 움직인다면 견갑골을 움직여 주는 근육이 제 기능을 못하고 있는 것이다.

③ 통증이 있다면 통증을 느끼는 구간에서 어깨 구조물끼리 충돌이 있거나 해당 범위에서 근육이 힘을 발휘하지 못하고 있는 것이다.

운동 수행 능력 평가

대부분은 운동 수행 능력 평가라는 단어가 생소할 수 있다. 많은 사람들이 헬스장에 가서 가슴 운동, 다리 운동, 팔 운동을 한다. 운동을 할 때 운동하는 부위에 자극이 오는지 만져 보기도 하고, 자극이 오지 않으면 동작을 바꿔 보기도 한다. 이번에는 밴드를 활용해 운동 동작마다 주요 근육의 자극이 오는지와 더불어 오른팔과 왼팔의 운동 속도, 동작의 시작과 끝 지점을 설정해 비슷한 위치에서 멈추는지 확인한다. 각 동작에 사용되는 근육은 무엇인지 그림을 참고한다.

① 어깨 굽힘

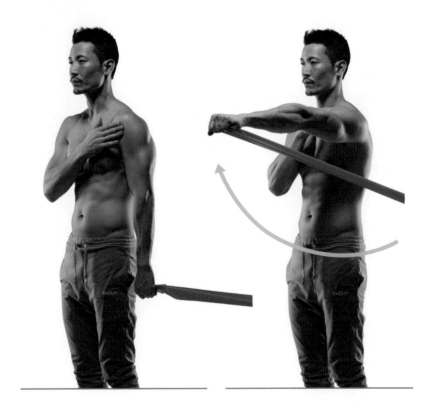

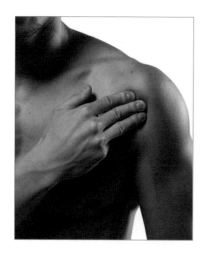

❓ 평가 방법

① 한 손은 강도가 약한 밴드를 잡고 다른 한 손은 전면삼각근과 대흉근에 올려놓는다.
② 밴드를 잡고 있는 팔의 팔꿈치를 펴서 어깨 높이까지 올린다.
③ 이 동작을 양쪽 10회씩 반복한다.

✅ 체크 포인트

① 손을 올려놓은 곳에 힘이 들어오는지 확인한다.
② 시선은 팔을 보지 않고 정면을 바라본다.
③ 오른쪽과 왼쪽을 비교한다.
④ 양쪽 10회 모두 팔을 올리는 최종 지점이 비슷한지 확인한다.

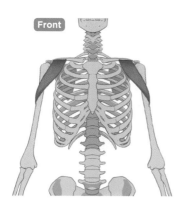

전면삼각근

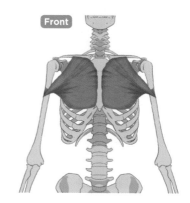

대흉근

✏️ 해석

① 근육에 힘이 들어오지 않거나 반응하는 속도가 늦다면 해당 근육의 기능이 떨어진 것이다.
② 반복하는 동안 팔을 올리는 지점이 일치하지 않다면 운동감각이 떨어진 것이다.
③ 동작을 수행하면서 몸을 반듯하게 유지하지 못하거나 다른 부위에 힘이 들어간다면 해당 동작에 필요한 근육을 동원하는 패턴의 문제가 있는 것이다.

② 어깨 벌림

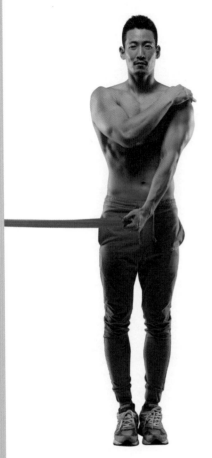
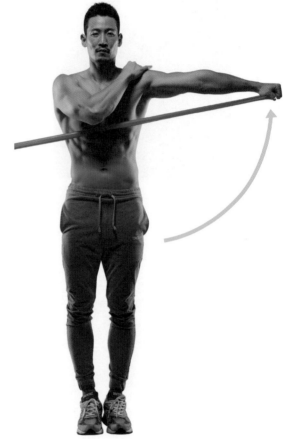

❓ 평가 방법

① 한 손은 강도가 약한 밴드를 잡고 다른
　한 손은 측면삼각근에 올려놓는다.
② 밴드를 잡고 있는 팔을 어깨 높이까지
　옆으로 벌린다.
③ 이 동작을 양쪽 10회씩 반복한다.

✅ 체크 포인트

① 손을 올려놓은 곳에 힘이 들어오는지 확인한다.
② 시선은 팔을 보지 않고 정면을 바라본다.
③ 오른쪽과 왼쪽을 비교한다.
④ 양쪽 10회 모두 팔을 올리는 최종 지점이
　비슷한지 확인한다.

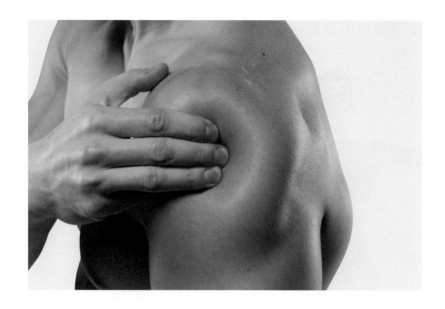

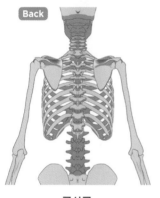
극상근

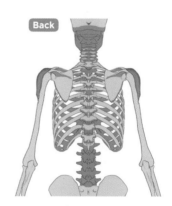
측면삼각근

✏️ 해석

① 근육에 힘이 들어오지 않거나 반응하는 속도가 늦다면 해당 근육의 기능이 떨어진 것이다.

② 반복하는 동안 팔을 올리는 지점이 일치하지 않다면 운동감각이 떨어진 것이다.

③ 동작을 수행하면서 몸을 반듯하게 유지하지 못하거나 다른 부위에 힘이 들어간다면 해당 동작에 필요한 근육을 동원하는 패턴의 문제가 있는 것이다.

③ 어깨 수평 벌림

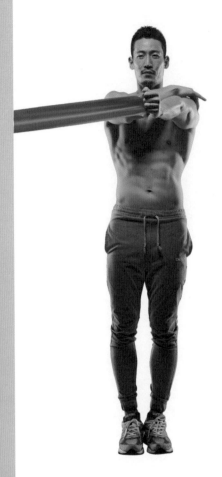
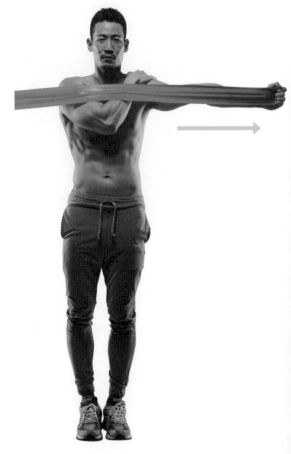

❓ 평가 방법

① 한 손은 강도가 약한 밴드를 잡고 다른 한
   손은 후면삼각근과 극하근에 올려놓는다.
② 팔을 앞으로 뻗어 밴드를 잡고 팔을 옆으로
   벌린다.
③ 이 동작을 양쪽 10회씩 반복한다.

✅ 체크 포인트

① 손을 올려놓은 곳에 힘이 들어오는지 확인한다.
② 시선은 팔을 보지 않고 앞을 바라본다.
③ 오른쪽과 왼쪽을 비교한다.
④ 양쪽 10회 모두 팔을 올리는 최종 지점이
   비슷한지 확인한다.

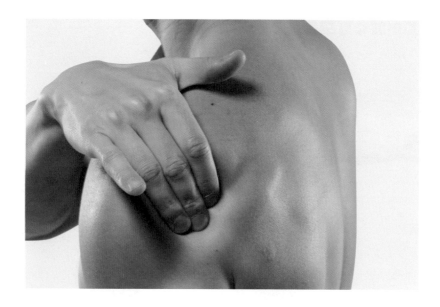

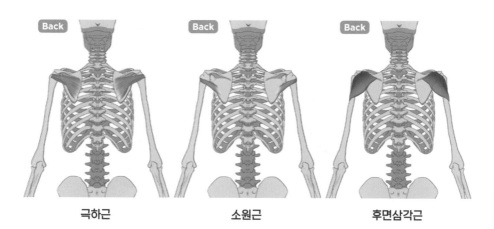

| 극하근 | 소원근 | 후면삼각근 |

📝 해석

① 근육에 힘이 들어오지 않거나 반응하는 속도가 늦다면 해당 근육의 기능이 떨어지는 것이다.

② 반복하는 동안 팔을 올리는 지점이 일치하지 않다면 운동감각이 떨어지는 것이다.

③ 동작을 수행하면서 몸을 반듯하게 유지하지 못하거나 다른 부위에 힘이 들어온다면 해당 동작에 필요한 근육을 동원하는 패턴의 문제가 있는 것이다.

④ 어깨 수평 모음

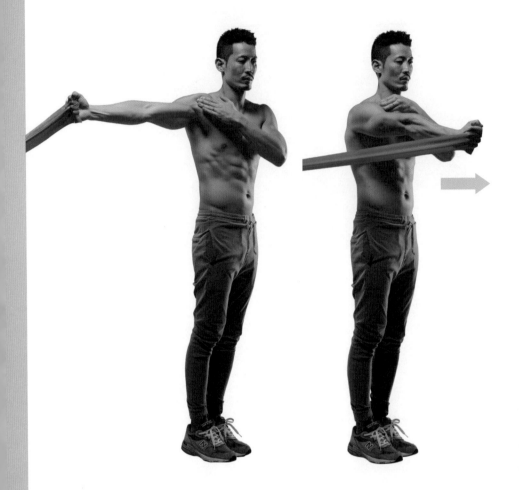

❓ 평가 방법

① 한 손은 강도가 약한 밴드를 잡고
　다른 한 손은 대흉근과 전면삼각근에
　올려놓는다.
② 팔을 옆으로 벌려 밴드를 잡고 몸통
　앞으로 팔을 모은다.
③ 이 동작을 양쪽 10회씩 반복한다.

✔️ 체크 포인트

① 손을 올려놓은 곳에 힘이 들어오는지
　확인한다.
② 시선은 팔을 보지 않고 정면을 바라본다.
③ 오른쪽과 왼쪽을 비교한다.
④ 양쪽 10회 모두 팔을 올리는 최종 지점이
　비슷한지 확인한다.

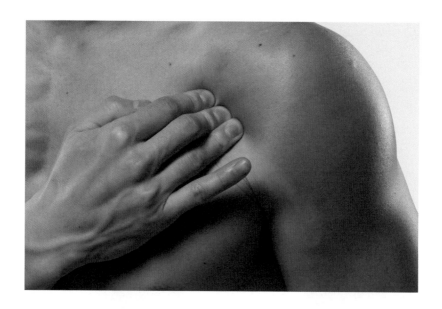

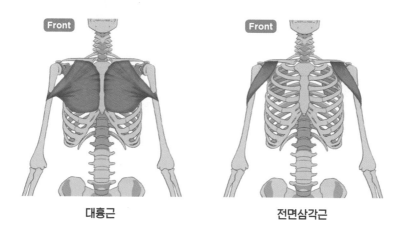

대흉근   전면삼각근

✏️ 해석

① 근육에 힘이 들어오지 않거나 반응하는 속도가 늦다면 해당 근육의 기능이 떨어지는 것이다.

② 반복하는 동안 팔을 올리는 지점이 일치하지 않다면 운동감각이 떨어지는 것이다.

③ 동작을 수행하면서 몸을 반듯하게 유지하지 못하거나 다른 부위에 힘이 들어간다면 해당
동작에 필요한 근육을 동원하는 패턴의 문제가 있는 것이다.

⑤ 어깨 외회전

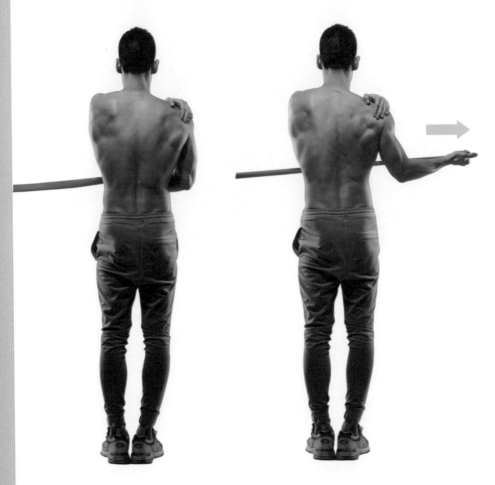

❓ 평가 방법
① 한 손은 강도가 약한 밴드를 잡고 다른 한 손은 후면삼각근과 극하근에 올려놓는다.
② 팔꿈치를 90도로 굽힌 상태에서 어깨를 바깥쪽으로 회전한다.
③ 이 동작을 양쪽 10회씩 반복한다.

✅ 체크 포인트
① 손을 올려놓은 곳에 힘이 들어오는지 확인한다.
② 시선은 팔을 보지 않고 정면을 바라본다.
③ 오른쪽과 왼쪽을 비교한다.
④ 양쪽 10회 모두 팔을 올리는 최종 지점이 비슷한지 확인한다.

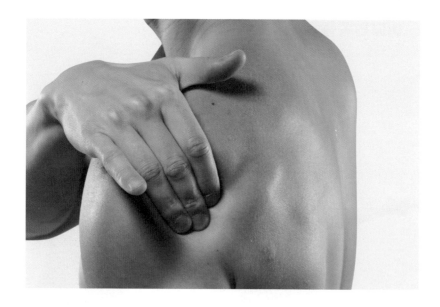

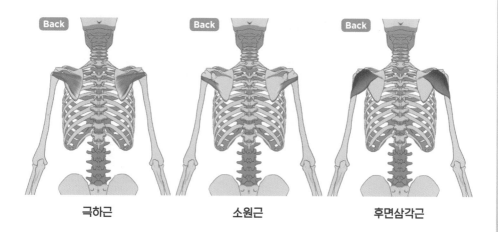

극하근   소원근   후면삼각근

✏️ 해석

① 근육에 힘이 들어오지 않거나 반응하는 속도가 늦다면 해당 근육의 기능이 떨어지는 것이다.

② 반복하는 동안 팔을 올리는 지점이 일치하지 않다면 운동감각이 떨어지는 것이다.

③ 동작을 수행하면서 몸을 반듯하게 유지하지 못하거나 다른 부위에 힘이 들어간다면 해당 동작에 필요한 근육을 동원하는 패턴의 문제가 있는 것이다.

⑥ 어깨 안쪽 돌림

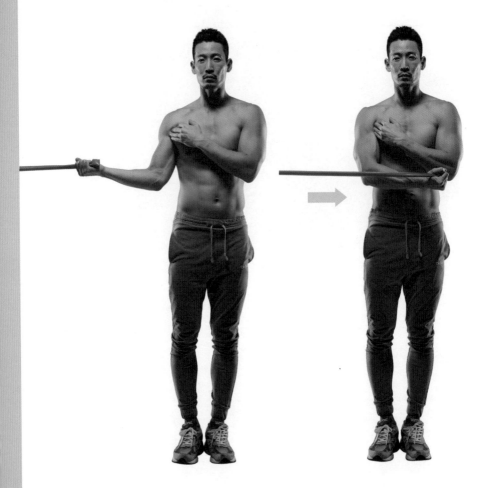

❓ 평가 방법

① 한 손은 강도가 약한 밴드를 잡고 다른 한 손은 전면삼각근과 대흉근에 올려놓는다.
② 팔꿈치를 90도로 굽힌 상태에서 어깨를 안쪽으로 회전한다.
③ 이 동작을 양쪽 10회씩 반복한다.

✔️ 체크 포인트

① 손을 올려놓은 곳에 힘이 들어오는지 확인한다.
② 시선은 팔을 보지 않고 정면을 바라본다.
③ 오른쪽과 왼쪽을 비교한다.
④ 양쪽 10회 모두 팔을 올리는 최종 지점이 비슷한지 확인한다.

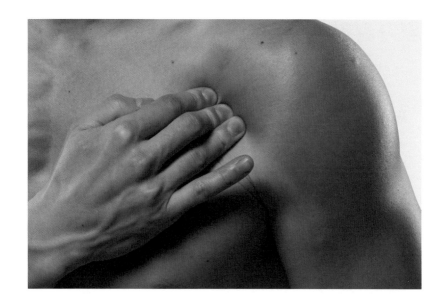

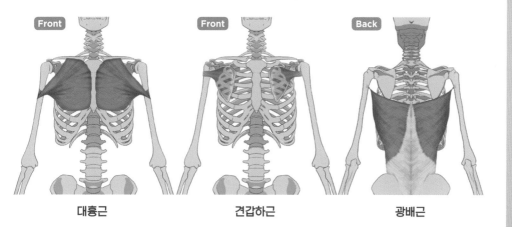

| 대흉근 | 견갑하근 | 광배근 |

✏️ 해석

① 근육에 힘이 들어오지 않거나 반응하는 속도가 늦다면 해당 근육의 기능이 떨어지는 것이다.

② 반복하는 동안 팔을 올리는 지점이 일치하지 않다면 운동감각이 떨어지는 것이다.

③ 동작을 수행하면서 몸을 반듯하게 유지하지 못하거나 다른 부위에 힘이 들어간다면 해당 동작에 필요한 근육을 동원하는 패턴의 문제가 있는 것이다.

평가 결과

재활 선생님 코멘트

내가 했던 평가를 간단히 요약하면 팔이 움직여져야 하는 범위에서 잘 움직이는지(어깨, 견갑, 흉추), 힘을 잘 쓰고 있는지, 마지막으로 움직임과 함께 통증이 없는지 세 가지였다.

TEST 1 어깨 가동성 평가

어깨를 굽히고 벌리는 동작에서 팔이 귀 옆에 가까이 갈 때 통증이 있었으며 어깨 가동성 평가 1, 2에서 어깨 외회전이 부족했다.

TEST 2 흉추 가동성 평가

왼쪽으로 몸통을 돌리는 동작이 오른쪽과 비교해 부족하며 45도 각도가 나오지 못했다.

TEST 3 견갑골 가동성 평가

선 상태에서 견갑골의 위치는 특이점을 보이지 않았지만, 가벼운 덤벨을 들고 움직임을 만들 때 견갑골 왼쪽 아래가 튀어나오고, 팔을 모으는 동작에서 오른쪽에 비해 왼쪽 견갑골이 빠르게 회전하며 어깨 움직임의 리듬이 깨진 상태였다.

TEST 4 운동 수행 능력 평가

왼쪽 어깨의 외회전 시 힘이 들어가야 할 근육에 힘이 들어가지 못하고 다른 근육들이 보상작용을 했다.

결론

① 제한된 관절 가동범위(어깨의 굽힘, 벌림, 외회전, 흉추 돌림)
② 견갑골의 기능 저하(어깨 움직임 시 견갑골의 불균형)
③ 어깨 외회전 시 작용하는 근육에 힘 전달 부족

따라서 나는 이번 재활 운동의 방향을 네 가지로 잡았다.

1. 어깨관절과 주변 관절의 가동성 및 안정성 회복
2. 흉추와 어깨의 복합적인 움직임과 협응력 회복
3. 위 두 가지를 바탕으로 한 근력 및 파워 강화
4. 가장 중요한 통증 감소

도수근력검사를 끝낸 후 가장 크게 깨달은 것이 있다. 나의 상태는 앞쪽과 위쪽 관절와순이 틀어진 상태였기 때문에 상완골두(팔위뼈)가 원래 위치보다 조금이라도 앞으로 밀려 나올 것 같다고 인지하면 통증을 느꼈고, 몸에서 과하게 긴장하고 있었다. 그래서 아프지 않을 각도로만 벌리는 본능이 생기는데 그것을 '머슬 가딩(muscle guarding)'이라고 한다. 그렇게 되면 어느 한쪽의 가동범위에 제한이 오고, 제한이 온 관절과 근육을 대신해 다른 근육들이 안 하던 역할까지 과하게 사용되면서 근육의 불균형(muscle imbalance)이 일어나기 시작한다. 다음에 나오는 그림을 보면서 자세히 설명하겠다.

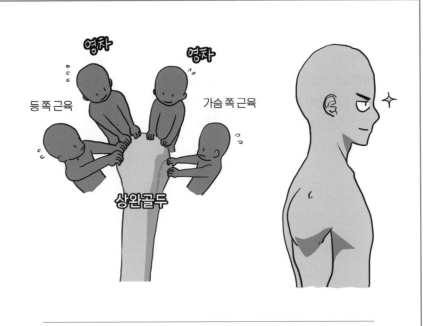

등 쪽 근육

가슴 쪽 근육

영차

영차

상완골두

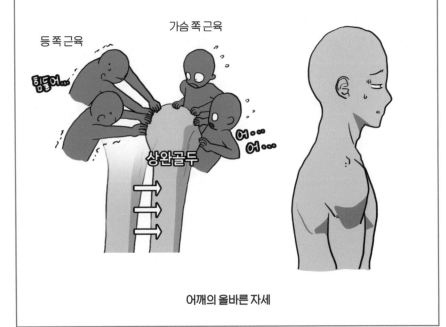

등 쪽 근육

가슴 쪽 근육

힘들어...

어... 어...

상완골두

어깨의 올바른 자세

그림처럼 등 쪽에서는 소원근과 극하근, 가슴 쪽에서는 견갑하근이 늘 줄다리기를 하고 있다. 대부분의 사람들이 당기는 힘보다 미는 힘을 주로 쓰므로, 자연스레 등 쪽 근육이 앞으로 더 쏠리게 된다. 상완골두 팔 위뼈가 앞으로 밀리고, 가운데에 위치해야 할 팔 위뼈가 앞으로 몰린 상태에서 움직일 때 견봉하공간에서 충돌을 일으키며 염증이나 통증을 유발할 가능성이 높아진다. 관절와 중앙에 위치해야 할 상완골두가 앞으로 활주하게 되고(상완골 전방활주 증후군), 어깨를 움직일 때 좁아진 뼈와 뼈 사이에서 근육이 부딪히며 손상을 일으킨다.

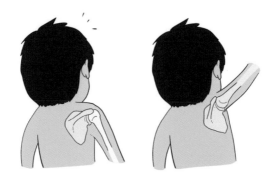

팔을 들어 올릴 때는 상완골만 들어 올리는 게 아니다.

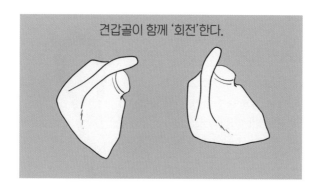

그러나 견갑골의 움직임이 원활하지 못하면 팔을 들어 올릴 때,

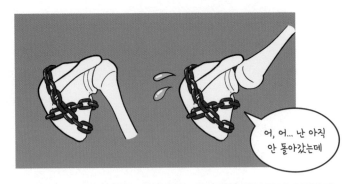

어, 어... 난 아직
안 돌아갔는데

견갑골이 충분히 회전하지 못한 상태임에도 상완골만 먼저 들려 올라간다.

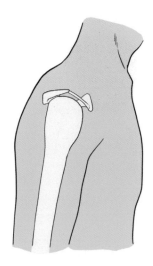

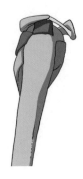

문제는 이 틈새로 이것저것 다양한
것들이 지나간다는 점이다.

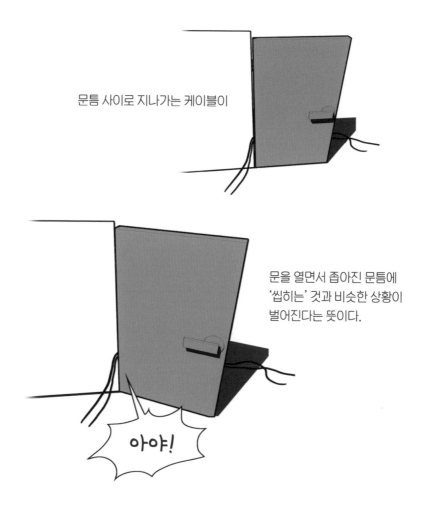

문틈 사이로 지나가는 케이블이

문을 열면서 좁아진 문틈에
'씹히는' 것과 비슷한 상황이
벌어진다는 뜻이다.

아야!

　내 경우에는 성인이 돼서 운동을 시작했기 때문에 불균형이 있더라도
주변 근육이 보상(compensation)을 잘 해 줘서 불균형이 있다는 사실을
느끼지 못했다.

　부상 이후 재활 운동을 하며 알게 된 사실은 왼쪽 어깨의 바깥쪽 회전

을 만들어 주는 회전근개(소원근 teres minor, 극하근 infraspinatus)와 견갑골(날개뼈)이 해야 할 6가지 움직임이 원활하게 만들어지지 않았고, 흉추의 가동성이 많이 떨어져 있었다. 제 기능을 못하는 근육을 대신해 주변 근육이 과도하게 쓰이면서 몸의 균형이 깨지고 늘 근육이 긴장돼 있던 것이다.

어깨관절 기능 평가로 나의 어깨 상태를 정확히 확인했으니 이제부터는 내가 일 년 동안 시도한 재활 운동 방법을 자세히 소개하겠다.

· 11 ·

준비 끝!
나 스스로와의 싸움 시작!

2018년 11월, 본격적으로 나와의 싸움이 시작됐다. 지금 돌아보면 인생 일대의 가장 힘든 시간이었던 것 같다. 부상이 발병된 시기는 2018년 1월이었고, 10개월 동안 치료를 위한 나름의 모든 방법을 동원해 보았다. 그럼에도 결국 '수술밖에는 답이 없다'는 허무한 결과만 들을 뿐이었다. 이미 내 심신은 피폐해졌고, 심리적으로도 바닥을 친 상태였다. 긴 시간을 노력하며 경우의 수들을 하나씩 지워 갔고, 마지막으로 두 가지만 남은 상태였다. 경우의 수가 줄어드니 복잡했던 정신 상태가 오히려 단순하게 정리됐는지도 모른다. '수술과 운동' 두 가지 중에서 본능적으로 운동을 선택했고 스스로 합리화했다.

'그래. 인생이라는 스토리 안에서 큰 부상을 당하고 그 답을 운동에서 찾는다면, 어쩌면 내 인생의 정말 중요한 한 가지를 얻을 수 있을지도 몰라.'

운동으로 최선을 다해 보고도 좋아지지 않으면 차선으로 수술을 선택하면 되기에 어쩌면 답은 이미 정해져 있었는지도 모른다.

나는 어릴 적부터 일단 마음이 움직이면 뒤를 돌아보지 않고 앞으로 나아갔다. 그런 성격이 일장일단이 있겠지만 내 인생에서는 장점이 더 많이 작용했으리라 생각한다.

일례로 군 전역 후 그저 운동이란 게 하고 싶었고, 멋지고 강한 몸을 갖고 싶었다. 다른 곳엔 눈을 돌리지 않고 오로지 운동만 하며 철저히 식단 조절을 하고, 하루 5시간 취침하며 3년을 보냈다. 결국 **대회에서 1등을 한 뒤, 집에 돌아오는 버스 안에서 한 손에는 트로피를, 한 손은 버스 손잡이를 잡고 '내가 왜 이 짓을 하고 있었지?' 할 정도로 목표가 생기면 이룰 때까지 단순하게 앞만 보는 성격이다.

무지한 건 죄라고 생각한다. 내가 나의 어깨 상태를 알면 심적으로 힘들 필요도, 이곳저곳 들쑤시고 다닐 필요도 없었을 테니 말이다. 지금의 나는 분명 그때와 다르지만 그때의 나는 무지했다. 그래서 믿을 만한 사람을 찾고, 그의 지도에 내 몸을 그냥 맡겼다. 내 주특기가 '죽도록 열심히 될 때까지 하는 것'이니 뭐가 무서웠으리. 선생님의 첫 번째 운동을 지시받고는 묻지도, 궁금해 하지도 않고 그저 열심히 했다. 나를 믿고 귀한 시간을 내어 운동을 배우러 오는 사람들, 나의 아내, 아들 윤이, 그리고 데스런의 팔로워들. 그들을 단 한 명도 포기하지 않고 운동을 이어 가려면 방법은 하나였다. 누리던 편안함을 내려놓는 것!

운동은 기간도 중요하지만 결국 빈도가 가장 중요하다는 것을 알기에, 아침 8시와 밤 10시 이렇게 하루 두 번 운동을 했다. 10시간 정도 텀을 두었다. 몸은 고달팠지만 운동을 하며 거울로 본 내 눈은 20대 후반 초창기 데스런을 꿈꾸던 열정 가득한 눈빛이었다. 혼자서 쩌렁쩌렁하게 소리치며 아침을 시작했다.

'해 보자. 누가 이기나!'

다음에 나오는 표는 내가 처음 선생님에게 운동 계획을 듣고, 한 달 동안 '과연 될까?' 의문을 품고 했던 가장 힘든 운동들이다. 처음 한두 달 동안 내가 느낀 감정은 이랬다.

> 아니라고 해도 나는 어느 정도 갖춰진 운동 천재였구나.^^
> 이걸 이해하지 못하고 그냥 하는 사람들은 정말 궁금하겠구나.
> 과연 이런 스케줄을 일반 사람들이 버틸 수 있을까. 또 일 년이라는 기간을 지속할 수 있을까. 그래서 다들 못 버티고 수술을 선택하는 거구나. 이 모든 것들을 다 풀고 버리기엔 너무 힘들 테니까.

되돌아보면 그 기간을 버티며 나는 마흔을 바라보는 나이지만 또 한 차례 성장했고 배웠다. 내가 늘 강조했던 말, '서두르지 않고 견디는 법'을 실천하는 기간이었다.

데스런 회원 대부분은 전문직 종사자이다. 명석한 머리로 자신의 일을 이룬 사람들이기에 이해도 빠르고 계산 또한 빠른 전형적인 '이과생'들이었다. 그렇기에 그들이 처음에 가장 힘들어 했던 부분이 '운동은 머리가 아닌 몸으로 배우는 것이며 몸에서 이해를 해야 머릿속에서 공식처럼 정리가 된다'라는 나의 설명이었다. 그것을 받아들이고 인내하는

데 일 년을 보낸 이들은 '운동'은 결국 평생을 해야 할, 인생에서 꼭 유지해야 하는 몇 가지 리스트 안에 들어가게 된다.

가르치는 사람으로만 오래 살았고, 배우는 입장은 오래 전이라 내가 했던 말을 받아들이는 게 낯설고 다른 한편으론 재미있었다. 또 한 번 다른 콘텐츠로 '시작'이란 것을 하며 설레지만 짜증나고, 힘들고, 피곤하고, 우울하기도 한 묘한 감정들이 복합적으로 찾아왔다. 그렇게 나의 몸을 평가한 뒤에 선생님이 제안한 운동들을 몇 달 동안 해 보기로 결정했다.

Phase 1 첫 번째 운동 - 어깨 가동성 회복

운동	세트	횟수	휴식
준비운동			
① 런지 자세에서 흉추 회전	3세트	15회	30초~1분
② 네 발 기기 자세에서 흉추 돌리기 1	3세트	15회	30초~1분
③ 네 발 기기 자세에서 흉추 돌리기 2	3세트	15회	30초~1분
본운동			
④ 밴드 어깨 굽히기	3세트	15회	1분~2분
⑤ 어깨 벌리기	3세트	15회	1분~2분
⑥ 밴드 양팔 수평 벌리기	3세트	15회	1분~2분
⑦ 밴드 양팔 수평 모으기	3세트	15회	1분~2분
⑧ 밴드 양팔 뒤로 당기기	3세트	15회	1분~2분
⑨ 밴드 어깨 가쪽 돌리기	3세트	15회	1분~2분
⑩ 어깨 위로 올리기	3세트	15회	1분~2분
⑪ 양팔 V 만들기	3세트	10회	1분~2분
⑫ 양팔 W 만들기	3세트	10회	1분~2분
마무리 운동			
⑬ 주요 근육 자가 마사지	소흉근, 광배근 마사지		

① 런지 자세에서 흉추 회전

3세트 | 15회 | 30초~1분 휴식

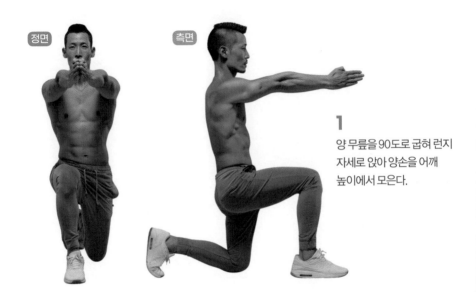

정면　　측면

1
양 무릎을 90도로 굽혀 런지
자세로 앉아 양손을 어깨
높이에서 모은다.

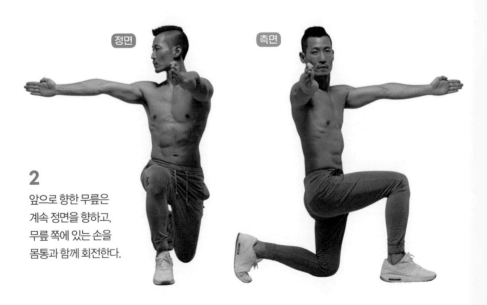

정면　　측면

2
앞으로 향한 무릎은
계속 정면을 향하고,
무릎 쪽에 있는 손을
몸통과 함께 회전한다.

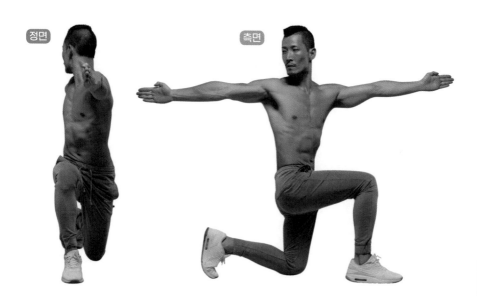

정면

측면

3 시선은 회전하는 손을 바라보고, 팔은 끝까지 곧게 펴서 몸통을 최대한 회전시킨다.

⚠ 주의사항

① 목, 허리를 과도하게 펴거나 굽히지 않는다.
② 보조자가 있다면 등에 손을 올려 위치를 확인시켜 준다.
③ 무릎이 불편하다면 아래에 푹신한 도구를 받혀 준다.

✏ 운동 효과 및 팁

흉추의 가동성을 만들어 준다.

다음 그림의 근육들은 손으로 만지거나 눈으로 볼 수 없는 깊은 곳에 있다. 앞에 '흉'이 붙었듯 모두 흉추에 닿는 근육이고, 흉극근은 척추의 각 마디를 잇고, 흉최장근은 척추 전체를 지지한다.

위의 동작에서 흉최장근, 흉장늑근, 다열근, 흉극근은 흉추를 펴 주는 역할을 한다. 등이 오목한 동작을 만들 때 수축하고, 등이 볼록한 동작을 만들 때 늘어난다. 이 근육들은 서 있거나 앉아 있을 때 자세를 유지하는 역할을 한다. 이 모든 근육을 통틀어 '척추기립근'이라고 부른다.

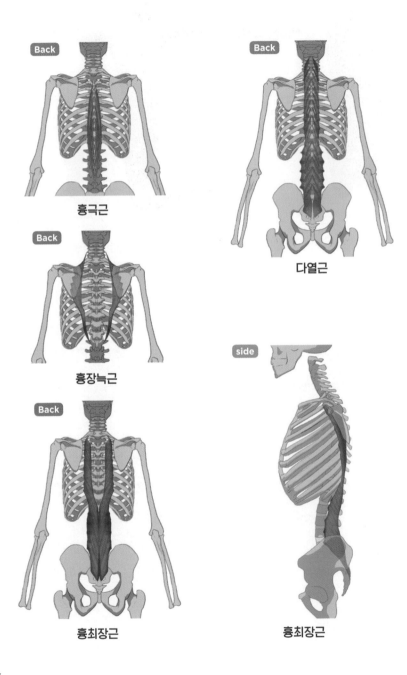

홍극근

다열근

홍장늑근

홍최장근

홍최장근

② 네 발 기기 자세에서 흉추 돌리기1

3세트 ┃ 15회 ┃ 30초~1분 휴식

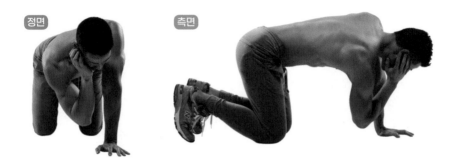

정면 측면

1 한 손은 어깨와 수직을 이루고 다른 한 손은 귀 옆에 댄다.
양 무릎은 고관절과 수직을 이룬다.

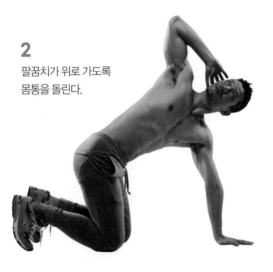

2
팔꿈치가 위로 가도록
몸통을 돌린다.

> ⚠ **주의사항**
> ① 목을 과도하게 위로
>   돌리지 않는다.
> ② 몸통을 돌릴 때 골반은
>   움직이지 않는다.
> ③ 만약 어깨에 힘이 많이
>   들어간다면 몸통을
>   돌리지 않은 것이다.
>
> ✎ **운동 효과 및 팁**
> 흉추의 회전 가동성을
> 만들어 준다.

③ 네 발 기기 자세에서 흉추 돌리기 2

3세트 | 15회 | 30초~1분 휴식

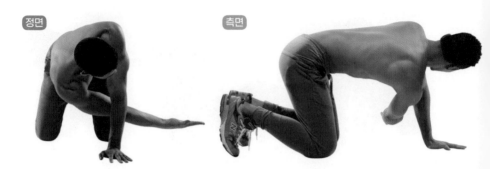

정면　　측면

1 한 손은 어깨와 수직을 이루고, 다른 손은 바닥을 지지하고 있는 팔 바깥으로 뻗는다. 양 무릎은 고관절과 수직을 이룬다.

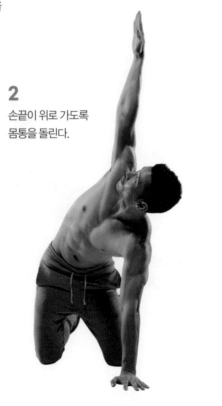

2
손끝이 위로 가도록 몸통을 돌린다.

⚠️ **주의사항**

① 목을 과도하게 위로 돌리지 않는다.
② 몸통을 돌릴 때 골반은 움직이지 않는다.
③ 손끝은 몸통을 돌려 위로 가게 한다.
④ 만약 어깨에 힘이 많이 들어간다면 몸통을 돌리지 않은 것이다.

✏️ **운동 효과 및 팁**

① 흉추의 회전 가동성을 만들어 준다.
② 바닥을 지지하는 팔은 굽혀지지 않도록 지면을 밀어서 최대한 펴 준다.

④ 밴드 어깨 굽히기

3세트 | 15회 | 1~2분 휴식

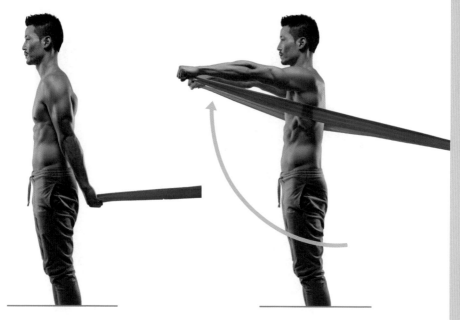

1 제자리에 서서 팔을 뒤쪽으로
위치해 양손으로 밴드를 잡는다.

2 밴드를 쥐고 있는 양손을 어깨 높이까지
올린다. 시선은 정면을 바라본다.

⚠ 주의사항

① 밴드를 강하게 잡지
않는다.
② 운동 중 몸이
흔들리지 않도록
한다.

✏ 운동 효과 및 팁

① 전면삼각근, 대흉근의 근력 강화 운동이다.
② 팔에 힘이 많이 들어간다면 팔꿈치를 조금 굽혀서 한다.
③ 어깨 높이까지 올리지 못하더라도 쥐어짜듯 올리기보다는
가볍게 툭툭 던지듯이 올린다.
④ 동작이 익숙해지면 내리는 속도를 천천히 한다.
⑤ 시선은 정면을 바라보고 자세를 확인할 때만 팔을 바라본다.
⑥ 몸통이 흔들리면 무릎을 살짝 굽힌다.

⑤ 어깨 벌리기

3세트 | 15회 | 1~2분 휴식

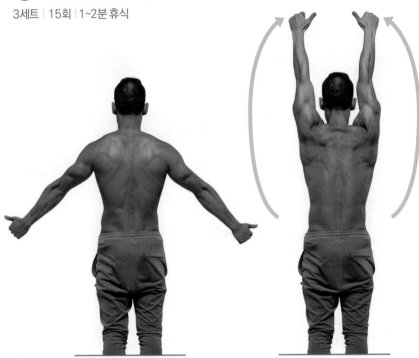

1 팔을 몸통 선상 앞에 위치하고 주먹을 쥔 상태에서 엄지손가락을 편다.

2 엄지손가락이 천장을 향하도록 팔을 옆으로 올려 팔을 모은다.

⚠ 주의사항

① 속도를 천천히 하며 움직임을 정확하게 하는 데 집중한다.

② 어깨 상태에 따라 덤벨을 들어 강도를 올린다.

③ 덤벨 무게가 무겁다면 더 가벼운 걸로 조절한다.

🖊 운동 효과 및 팁

① 측면삼각근과 극상근의 힘을 길러 주며 견갑골의 움직임을 개선시켜 준다.

② 시선은 정면을 향한다.

③ 날개뼈가 바깥쪽을 향해 벌어진다는 느낌으로 올린다.

④ 어깨가 으쓱 올라가지 않도록 한다.

⑥ 밴드 양팔 수평 벌리기

3세트 | 15회 | 1~2분 휴식

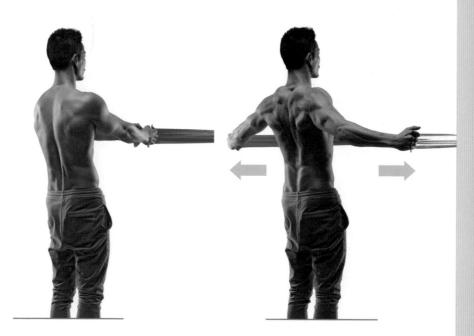

1 엄지가 하늘 위로 올라간 상태에서
밴드를 잡고, 두 팔을 어깨 선상까지
올린다.

2 밴드를 잡고 견갑골을 모으면서 양팔을
옆으로 벌린다.

⚠ 주의사항

① 허리를 젖히지 않는다.
② 상부승모근이 과도하게 쓰이지
않도록 견갑골을 가운데로 모으는
데 집중한다.
③ 고개가 젖혀지지 않도록 턱을
당겨 바로 세운다.

✎ 운동 효과 및 팁

① 능형근과 중부승모근 근력 강화 운동이다.
② 견갑골이 잘 모아지지 않는다면 팔꿈치를
굽혀서 실시한다.
③ 몸통이 반듯하게 세워지지 않으면 무릎과
골반을 굽혀서 실시한다.
④ 시선은 정면을 바라본다.
⑤ 어깨가 으쓱 올라가지 않도록 한다.

본 운동

⑦ 밴드 양팔 수평 모으기

3세트 | 15회 | 1~2분 휴식

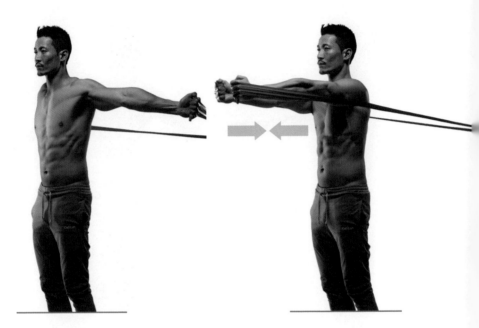

1 엄지가 위로 간 상태에서 양팔을
벌려 밴드를 몸 뒤에서 잡는다.

2 밴드를 잡은 양팔을
가슴 앞으로 모은다.

⚠️ **주의사항**

① 동작 시 등이 굽지 않도록 등을 편
상태로 한다.
② 팔이 몸통 선상을 지나갈 정도로만
젖혀 준다.
③ 어깨가 위로 들리지 않아야 한다.
④ 허리가 젖혀지지 않도록 몸통을
반듯하게 세운다.

✏️ **운동 효과 및 팁**

① 전면삼각근, 대흉근의 근력 강화
운동이다.
② 근육을 쥐어짜지 않고 정확한 궤적과
동작에 집중한다.
③ 몸통을 고정하는 게 어렵다면 의자에
앉아서 하거나 무릎과 골반을 굽힌다.
④ 시선은 정면을 바라본다.

본 운동

⑧ 밴드 양팔 뒤로 당기기

3세트 | 15회 | 1~2분 휴식

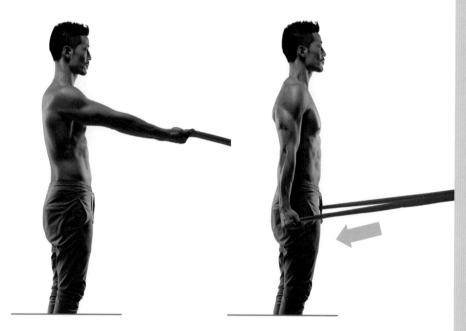

1 손바닥을 하늘로 향한 채로 팔을 앞으로 뻗어 밴드를 잡는다.

2 밴드를 잡고 앞으로 뻗은 두 팔을 견갑골을 모으면서 허벅지 옆으로 내린다.

⚠ 주의사항

① 동작 시 어깨가 굽지 않도록 등을 활짝 편 상태를 유지한다.
② 허리가 젖혀지지 않도록 몸통을 고정한다.
③ 팔은 몸통 선상을 넘길 정도로만 젖힌다.

🖊 운동 효과 및 팁

① 광배근, 능형근, 대원근의 근력 강화 운동이다.
② 견갑골이 움직이지 않도록 견갑골 사이를 모아 준 상태에서 실시한다.
③ 팔 뒤에 힘이 과도하게 들어간다면 강도를 낮춰 광배근에 힘이 들어가도록 집중한다.
④ 시선은 정면을 바라본다.

본 운동

⑨ 밴드 어깨 가쪽 돌리기

3세트 | 15회 | 1~2분 휴식

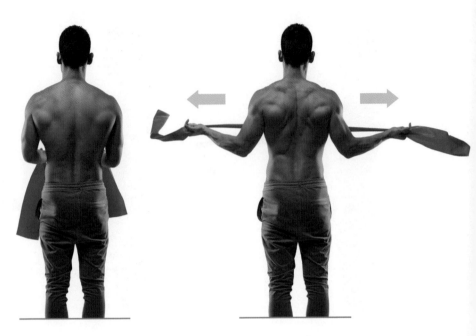

1 팔꿈치를 굽혀서
양손으로 밴드를 잡는다.

2 밴드를 잡은 양손은 팔꿈치를
굽힌 상태에서 옆으로 벌린다.

⚠ 주의사항

① 팔꿈치와 몸통 사이의
간격을 유지한다.
팔꿈치와 몸통 사이에
책을 끼고 해도 좋다.
② 양손의 간격을 좁히고
넓히며 강도를 조절한다.

✏ 운동 효과 및 팁

① 어깨를 외회전 해 주는 극하근, 소원근의 근력 강화
운동이다.
② 척추가 젖혀진다면 한 손씩 번갈아 가며 실시한다.
③ 어깨를 회전해 제자리로 돌아올 때는 천천히
버티면서 돌아온다.
④ 시선은 정면을 바라본다.

본 운동

⑩ 어깨 위로 올리기

3세트 | 15회 | 1~2분 휴식

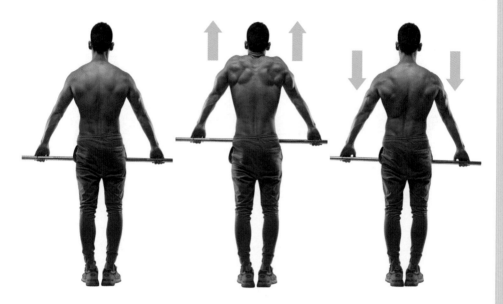

1 팔을 어깨 넓이보다
더 넓게 벌려 가벼운
바벨이나 덤벨을 잡는다.

2 양쪽 어깨가 귓불에
가까워지도록 올린다.

3 어깨가 귓불과 최대한
멀어질 때까지 천천히
내린다.

⚠ 주의사항

① 바벨을 좁게 잡지 않는다.
② 어깨 상태에 따라 맨손으로 해도
괜찮다.
③ 고개가 젖혀지지 않도록 반듯하게
하고, 정면을 바라본다.

✏ 운동 효과 및 팁

① 상부승모근의 근력 강화 운동이다.
② 견갑골이 수직으로 상승하지 않고 바깥
방향으로 회전하며 움직이는 것에
집중한다.

⑪ 양팔 V 만들기

3세트 ㅣ 10회 ㅣ 1~2분 휴식

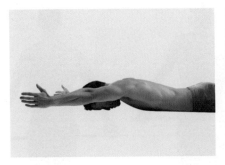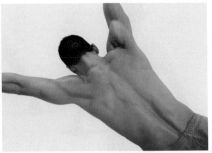

1 이마를 매트에 대고 엎드린다. 양손은 엄지가 위로 가도록 하고, V자로 벌린다.

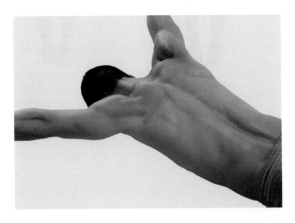

2 팔의 간격을 유지한 상태로 천장 방향으로 들어 올린다.

⚠ 주의사항
① 어깨가 귀 쪽으로 올라가지 않도록 한다.
② 팔을 많이 올리기보다는 정확한 자세가 나오는 범위까지만 한다.

✏ 운동 효과 및 팁
① 하부승모근 근력 강화 운동이다.
② 팔을 들어 올릴 때 견갑골 아래 부분이 모아지는 느낌을 생각한다.

⑫ 양팔 W 만들기

3세트 | 10회 | 1~2분 휴식

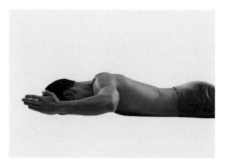 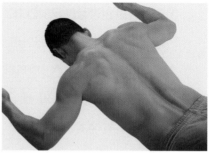

1 이마를 매트에 대고 엎드린다. 팔꿈치 각도가 90도가 되도록 하고 엄지는 천장을 향한다.

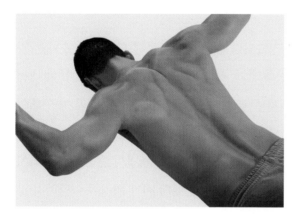

2 견갑골을 모으면서 팔을 천장 쪽으로 들어 올린다.

⚠ 주의사항

① 팔을 들 때 고개를 젖히지 않는다.
② 목에 힘이 들어가지 않게 한다.
③ 어깨가 귀 쪽으로 올라가지 않게 한다.

🖊 운동 효과 및 팁

① 견갑골을 모아 주는 능형근, 중간승모근의 근력 강화 운동이다.
② 많이 올리기보다는 견갑골 사이로 정확히 힘이 들어가는지 느끼며 운동한다.

1. 운동 방향

① 가동성과 안정성은 무엇인가?

가동성이란? 각 관절이 개인의 신체가 가진 고유의 관절 가동범위 내에 기능적인 조절이 가능한 범위라고 정의할 수 있다. 예를 들면 팔을 앞으로 올리면서 귀 옆에 붙일 때 각도가 약 170~180도를 정상 범위라고 말한다. 만약 귀 옆을 지나 180도가 넘어가면 Hypermobility(과도한 가동성), 팔이 귀 옆에 붙기 전에 움직임이 끝난다면 Hypomobility(부족한 가동성)라고 한다. 즉, 너무 많이 움직여지거나 덜 움직여지는 차이라고 볼 수 있다.

안정성이란? 관절을 고정하거나 움직임을 제한해 힘을 만들어 내는 것이 아니라, 움직일 때 인대와 건, 근육이 서로 협응해 힘을 만들어 내는 것을 말한다. 쉽게 설명하면 팔을 앞으로 들어 귀 옆에 붙일 때 인대는 관절 주위를 잘 고정해서 잡아 주고, 근육은 팔을 올릴 때 힘을 만들고 끝 범위(180도)에서 움직임을 멈추도록 작용하는 것이 안정성이다. 다시 말해 움직이지 않는 상태에서 인대는 신체의 뼈가 위치를 이탈하지 않도록 수동적인 안정성을 제공하고, 근육과 건은 본인이 원하는 움직임을 할 때 안정된 움직임을 정확히 수행하는 능동적인 안정성을 요구한다. 특히 어깨복합관절 같은 경우 무릎과는 다르게 근육과 건의 능동적 안정성이 수동적 안정성보다 더 기여한다고 볼 수 있다. 따라서 재활 운동에서 가동성과 안정성 회복이 가장 먼저 선행돼야 한다.

조성준 나는 맨몸 운동의 매끄러운 동작을 위해 물구나무를 더 곧게 서고 풀업을 더 예쁘게 하기 위해 억지로 그 동작들을 하고 있었다. 지금 와서 생각해 보니 어깨에 무리를 주는 행동이었다. 만세 동작이 반동 없이는 귀 옆에 닿지 않았으며, 어깨 외회전을 할 때 오른쪽에 비해 왼쪽의 가동범위가 20도 이상 덜 나왔다. 선생님도 그것부터 잡아야겠다고 판단한 것 같다.

② 팔의 편안한 움직임을 위한 가동범위 회복

앞서 언급했듯 재활 운동에서 가정 선행돼야 하는 부분은 가동성과 안정성이다. 그중에서 가동 범위가 부족했던 어깨 외회전을 회복시키는 데 중점을 뒀다. 관절을 잘 움직이기 위해서는 근육의 수축과 이완이 잘 이루어져야 한다. 또한 동작의 움직임을 만드는 주동근의 수축 시 반대 작용을 하는 길항근의 늘어남이 부드럽게 나와야 한다. 예를 들면 외회전은 내회전과 반대되는 움직임이다. 외회전을 할 때 내회전을 만드는 근육이 길항근의 역할로써 잘 늘어나 줘야 하고, 외회전을 만드는 근육들은 잘 수축해 줘야 한다. 조성준의 경우 어깨 내회전 근육의 경직으로 어깨 외회전이 나오지 않는 것이라고 판단했다. 따라서 어깨 내회전 근육들(견갑하근, 광배근, 대흉근)을 잘 늘어나게 했다. 이중 견갑하근과 광배근을 스트레칭하게 한 후 다시 한 번 가동성 평가를 하니 점점 가동범위가 늘어났다. 또한 자가로 스트레칭하는 법과 위치를 설명하고 스스로 마사지하도록 알려 줬다. 이와 같은 현상을 근육의 길이 변화라고 한다. 근육의 길이가 변하면 힘을 잘 쓰지 못한다. 예를 들어 우리가 주먹을 쥘 때 손목을 손바닥 쪽(손바닥 쪽 근육 짧아짐, 손 등쪽 근육 늘어남) 또는 손 등쪽(손 등쪽 근육 짧아짐, 손바닥쪽 근육 늘어남)으로 굽히고 강하게 힘을 줘 보자. 중립 위치에서 주먹을 쥘 때보다 힘을 더 줄 수 없고, 시간이 지나면 불편함을 느낄 것이다. 이처럼 힘을 잘 쓰기 위해서는 항상 양방향으로 적절한 길이가 필요하다는 이야기이다. 이 메시지가 중요한 이유는 근육은 뼈를 잡고 있다. 길이가 단축돼 있다면 뼈를 잡아당기게 되고 일정 시간이 지나면 뼈의 위치가 변하고 다른 구조물과의 마찰을 일으킨다. 그이후 통증을 유발한다. 따라서 짧아진 근육의 길이를 다시 원래 길이로 만들면 위에 설명했던 현상이 일어나지 않고, 통증이 발생할 확률도 줄어든다.

조성준 관절 주변 여러 근육들이 상호작용해 힘의 균형을 이루는 것을 짝힘이라고 한다. 짝힘을 이루는 근육이 상호작용하지 못하고 불균형이 발생하면 관절을 이루는 뼈의 위치 변화로 인해 움직임의 문제와 통증으로 이어질 수 있다. 그래서 한쪽이 수축하면 반대쪽은 이완하며 균형을 맞춰 줘야 한다. 나는 팔을 뒤쪽으로 돌리는 움직임에 제한이 있었고 첫 번째 운동을 통해 양쪽 가동성의 균형을 맞추고자 했다.

③ 흉추 가동성과 견갑골 기능 회복(움직임)

조성준은 흉추를 펴고 회전하는 능력이 떨어져 있었다. 그렇다면 여기서 의문이 생길 것이다. 어깨가 좋지 않은데 왜 흉추를 운동해야 할까? 앞서 말했던 것처럼 우리 몸은 한 곳에 문제가 생기면 다른 곳에서 목표한 움직임을 위해 보상작용이 일어난다. 이것은 우리 몸이 체인처럼 연결돼 있음을 의미한다. 그렇기 때문에 어깨에 문제가 있다고 해서 어깨만 운동한다면 숲을 보지 못하고 나무만 바라보는 것과 같다. 연구에 따르면 팔을 앞으로 들어 귀 옆에 붙일 때 등이 15도 정도 펴진다고 한다. 이와 함께 등이 앞으로 많이 굽어져 있다면 어깨 가동범위는 줄어든다. 그 이유는 등이 굽으면 흉추의 위치가 변하고 흉추 위에 위치한 견갑골

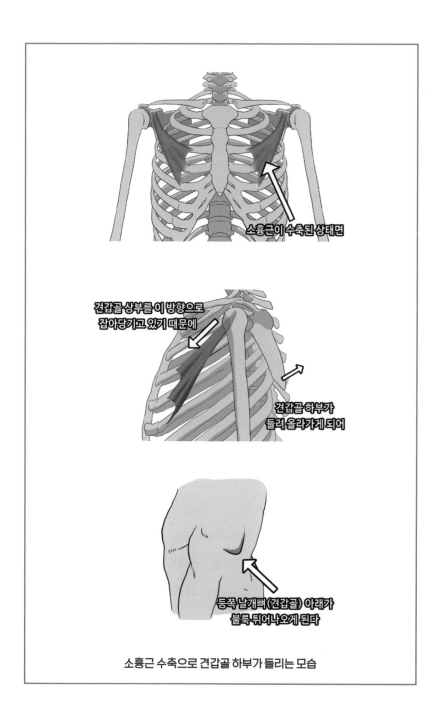

소흉근이 수축된 상태면

견갑골 상부를 이 방향으로
잡아당기고 있기 때문에

견갑골 하부가
들려 올라가게 되어

등쪽 날개뼈 (견갑골) 아래가
불룩 튀어나오게 된다

소흉근 수축으로 견갑골 하부가 들리는 모습

의 위치 또한 변해서 어깨에 영향을 미치기 때문이다. 우리가 스마트폰을 볼 때 목은 앞으로 나옴과 동시에 등은 굽어지고, 자연스럽게 어깨가 앞으로 둥그렇게 말린다. 이와 같은 자세가 흉추와 견갑골의 위치를 변화시켜 어깨관절의 가동범위에 부정적인 영향을 미친다.

나는 어깨에 가장 중요한 운동으로 견갑골 운동을 꼽는다. 팔을 옆으로 벌리는 동작에서 견갑골은 회전문처럼 바깥쪽으로 회전한다(상방회전). 상방회전이 잘 되지 않으면 상완골두와 견봉 사이 견봉하공간에서 구조물 간 마찰이 생긴다. 반대로 견갑골이 윗팔뼈를 움직일 때 잘 움직여 준다면 이러한 어깨 손상을 줄일 수 있다. 조성준은 상완골두를 잡아 주는 관절와순이 앞 위에서부터 아래까지 손상됐다는 진단을 받았고, 어깨관절도 불안정한 상태이므로 견갑골 주변 근육들의 역할이 그만큼 중요했다. 조성준의 견갑골은 아래뼈(하각)가 돌출돼 있는 모습이었다. 견갑골 하각의 돌출은 견갑골을 앞으로 기울여 어깨관절 공간을 좁힐 위험이 있다. 다양한 원인이 있지만 대표적으로 소흉근의 단축이 있다. 그래서 소흉근을 스트레칭하거나 자가 마사지를 통해 근육을 이완시키고 견갑골 안정화 운동을 해 준다면 어깨관절의 기능을 좋아지게 할 수 있다.

④ 어깨 가쪽돌림(소원근, 극하근) 근육 기능 회복

운동 수행 능력 평가 결과 상완골두를 관절와순 안에 잘 위치하도록 해야 했다. 보조 역할을 하는 회전근개 중 외회전에 기여하는 소원근과 극하근의 기능이 매우 떨어져 있었다. 부상을 당하면 우리 몸은 관절을 보호하기 위해 의도적으로 손상된 부위 주변의 근육을 억제시킨다. 어깨관절에 부상이 생겼다면 주변에 있는 회전근개의 작용이 억제된다. 따라서 어깨를 안정시켜 주는 회전근개, 특히 어깨의 외회전을 담당하고 있는 소원근과 극하근의 근육을 트레이닝 해 기능을 회복시켰다.

2. 운동 목표 및 정리

첫 번째 단계의 가장 큰 목표는 일단 가동성을 회복하고, 두 번째는 운동 시 근육에 힘이 잘 들어가게 하며 마지막으로 통증의 감소였다. 건물을 올릴 때 바닥을 튼튼히 해야 하는 것처럼, 세 가지 목표가 첫 번째 단계에서 가장 중요한 기초 작업이었다. 팔이 자유자재로 움직여지지 않고, 운동은 하고 있지만 아무런 자극이 느껴지지 않는다면 운동을 하는

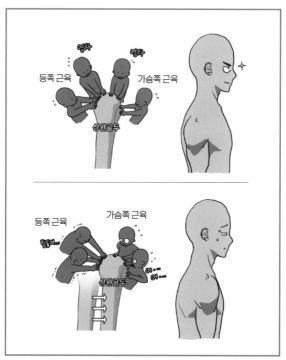

상완골두 균형 그림

의미가 없다. 근육이 정확하게 힘을 쓸 수 있도록 했고, 이번 단계에서 가장 큰 성과는 운동 동작에서 근육에 힘이 들어갈 때 통증의 강도가 약 30% 정도 감소한 사실이다. 상완골두를 잡고 있는 회전근개인 극하근과 소원근의 기능이 회복되면서 비록 관절와순은 손상된 상태이지만 통증을 줄일 수 있었다.

통증의 강도를 평가하는 간단한 방법은 0이 통증 없음, 10이 참을 수 없는 매우 심한 통증이라 설정하고, 그중 어느 정도인지 확인하는 방법이다. 만약 여러 사람을 대상으로 이 평가를 한다면 신뢰가 떨어질 것이다. 각자 느끼는 통증의 강도가 다르기 때문에 A의 7과 B의 7은 다르기 때문이다. 하지만 한 사람을 대상으로 통증 척도를 비교하는 것은 전과 후의 변화를 파악하기에 신뢰도가 높은 검사법이 된다.

3. 조성준의 운동 과정과 스토리

첫 번째로 수행한 운동을 학교에서 배우고 몸으로 부딪히며 이해한 내용을 정리해 보았다.

근육은 몸의 관절과 뼈를 움직이기 위해 존재하고, 그 근육은 근막으로 둘러싸여 손끝부터 발끝까지 모두 이어져 있다. 우리 몸의 기본적인 움직임은 한 근육만을 움직이기보다 유기적으로 전신을 움직이도록 설계돼 있다. 그런데 중간의 어느 한 부위가 움직임에 제한이 생기면 그로 인해 주변 관절까지 움직임의 변화가 생긴다.

자동차로 예를 들면 근육을 얼라이먼트로 비유할 수 있다. 바퀴 하나가 얼라이먼트 값이 어긋나면 차 전체가 떨리고 쏠림이 발생하는 것과 같은 원리이다.

흉추의 움직임이 어깨의 가동성에도 연관이 있다는 것과 어깨 근육의 균형이 얼마나 중요한지 깨달았다. 특정한 관절의 움직임을 만들어 내기 위해 여러 근육들이 협력한다. 만약 힘의 배분이 잘못된다면 움직임 범위에 문제가 생기거나 한 근육을 과도하게 사용함에 따라 점차 약화돼서 통증이 발생할 수 있다. 이러한 근육 불균형은 혼자서 확인하기는 어렵다. 하지만 책에 있는 운동들을 준비 운동으로 해 주기만 해도 운동 전 신체 정렬을 맞추고 근육을 활성화시키는 데 도움이 된다.

얼라이먼트를 잘 보는 곳에서 자동차를 정비했다고 하더라도 포트홀이나 방지턱에서 속도를 줄이지 못하고 넘으면 한 번에 얼라이먼트 값은 무너진다. 내 어깨도 마찬가지라고 생각한다. 언제든 무너질 수 있다. 무너지면 또 맞추면 된다. 결론은 한 번 다치면 또 맞추고, 과정이 쉽지 않으므로 어느 정도 그 값이 맞았을 때 방심하지 말고 잘 쓰면 된다. 나 역시 조금이라도 불편함이 느껴지면 그날 바로 가동성 운동과 자가 마사지를 통해 근육의 긴장도를 낮춘다. 이 책을 읽는 독자들도 부상을 당할 수 있는 가장 위험한 시기는 통증이 없어지고, 트라우마에서 벗어났을 때임을 잊지 말자.

Phase 2 두 번째 운동 - 움직임 회복 운동

운동	세트	횟수	휴식	비고
준비 운동				
① 런지 자세에서 흉추 회전	3세트	15회	30초~1분	
② 네 발 기기 자세에서 흉추 돌리기1	3세트	15회	30초~1분	
③ 네 발 기기 자세에서 흉추 돌리기2	3세트	15회	30초~1분	
④ 한 다리 짐볼 위에 올리고 몸동 돌리기	3세트	15회	30초~1분	
본 운동				
⑤ 밴드 뒤로 당기기	3세트	15회	1분~2분	
⑥ 밴드 양팔 수평 벌리기1	3세트	15회	1분~2분	
⑦ 밴드 양팔 수평 벌리기2	3세트	15회	1분~2분	
⑧ 밴드 어깨 가쪽 돌리기	3세트	15회	1분~2분	
⑨ 밴드 펀치 운동	3세트	15회	1분~2분	
⑩ 어깨 위로 올리기	3세트	15회	1분~2분	
⑪ 몸통 굽혔다 펴기	3세트	10회	1분~2분	움직임 회복1
⑫ 몸통 펴면서 양팔 원 그리기	3세트	10회	1분~2분	2
⑬ 몸통 펴면서 양팔 벌리고 모으기	3세트	10회	1분~2분	3
⑭ 한 팔 돌리기(R:오른손, L:왼손)	3세트	10회	1분~2분	4
⑮ 양팔 교차로 돌리기	3세트	10회	1분~2분	5
⑯ 양팔 굽히고 펴기(누워서)	3세트	10회	1분~2분	6
⑰ 양팔 벌리고 모으기(누워서)	3세트	10회	1분~2분	7
⑱ 다이나믹 볼 벌리고 모으기(앉아서 탄성)	3세트	10회	1분~2분	8
⑲ 앉아서 양팔 굽히고 펴기(교차로)	3세트	10회	1분~2분	9
⑳ 양팔 반동 수평 모으기	3세트	10회	1분~2분	10
마무리 운동				
㉑ 주요 근육 자가 마사지	대흉근, 상승모근, 광배근, 상완이두근			

* 첫 번째 운동에서 나오지 않은 새로운 운동을 색으로 표시했고, 이 부분만 소개합니다.

④ 한 다리 짐볼 위에 올리고 몸통 돌리기

3세트 | 15회 | 30초~1분 휴식

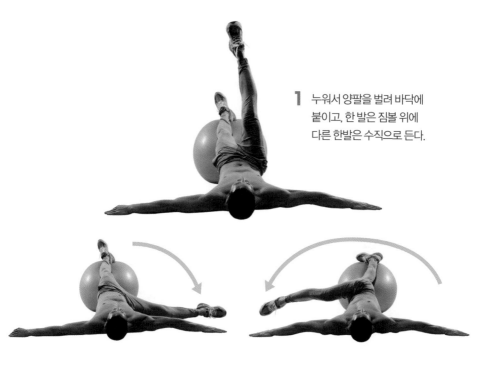

1 누워서 양팔을 벌려 바닥에 붙이고, 한 발은 짐볼 위에 다른 한발은 수직으로 든다.

2 곧게 뻗은 다리는 다리를 벌려 바닥을 가볍게 두 번 터치하고 반대 방향으로 돌린다.

3 몸통을 돌리면서 다리를 안쪽으로 뻗고. 발끝이 최대한 바닥에 닿도록 한다.

⚠ 주의사항
① 몸이 일자를 유지하도록 엉덩이는 항상 들어 준다.
② 동작을 완벽히 수행하기 어렵다면 자신이 조절할 수 있는 범위에서 한다.

✏ 운동 효과 및 팁
① 흉추의 회전가동성 및 골반 주변 근육의 안정성 운동이다.
② 중심을 잡기 어렵다면 양팔에 힘을 주고, 중심이 잡히면 힘을 조금씩 뺀다.

⑦ 밴드 양팔 수평 벌리기 2

3세트 | 15회 | 1~2분 휴식

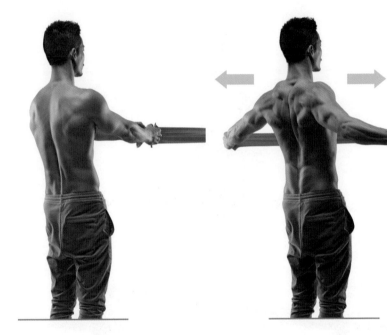

1 허리를 곧게 펴고 어깨 높이 정도
팔을 들어 밴드를 잡는다.

2 견갑골을 모으면서 밴드를
잡고 있는 양팔을 벌린다.

⚠️ **주의사항**

① 턱을 들지 않는다.
② 허리를 젖히지 않는다.

✏️ **운동 효과 및 팁**

① 능형근과 중부승모근 근력 강화 운동이다.
② 견갑골 사이보다 어깨에 힘이 더 많이 들어간다면
팔꿈치를 살짝 굽혀서 한다.
③ 천천히 힘을 유지하면서 제자리로 돌아간다.

⑨ 밴드 펀치 운동

3세트 | 15회 | 1~2분 휴식

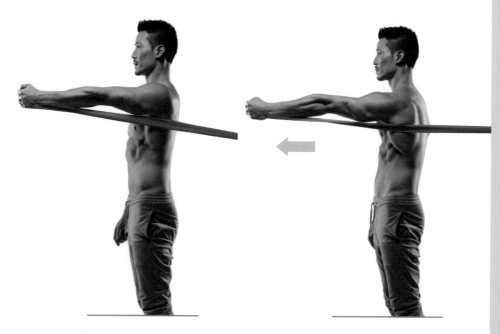

1 한 손은 밴드를 잡고 팔을
어깨 높이까지 올린다.

2 견갑골을 바깥 방향으로
벌리며 팔을 앞으로 밀어 준다.

⚠ 주의사항
① 견갑골 움직임에 집중할 수 있도록
　몸통을 고정한다.
② 팔이 어깨 아래로 떨어지지 않도록 한다.
③ 팔꿈치는 완전히 편다.

✏ 운동 효과 및 팁
① 전거근 근력 강화 운동이다.
② 몸통이 고정된 상태에서 손을 앞으로
　멀리 보낸다는 느낌으로 한다.
③ 시선은 정면을 바라본다.

⑪ 몸통 굽혔다 펴기

3세트 | 10회 | 1~2분 휴식

1 다리를 굽히고 짐볼에 누운 후 팔꿈치를 굽혀 양손에
   가벼운 무게의 도구를 잡는다.(1kg 내외)

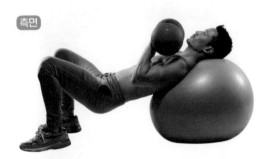
측면

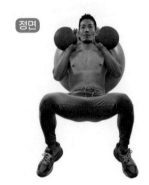
정면

2 등에 맞닿은 공을 다리로 밀면서 공을 잡은 두 팔을
   위로 뻗는다.

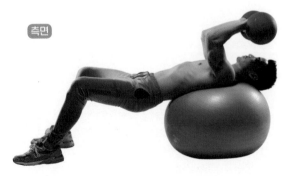
측면

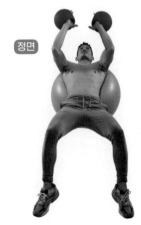
정면

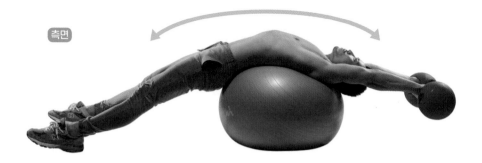

측면

3 공을 잡은 두 팔을 머리 위로 쭉
뻗으며 발끝을 최대한 바닥에
붙이려고 노력한다.

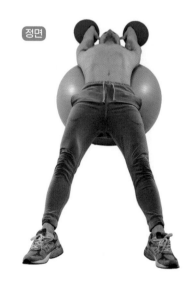

정면

※사진에 보이는 빨간색 공은 미국 SSL이라는 회사의
제품으로 공을 잡을 수 있도록 손잡이가 있는 것이 특징
이다. 대학원 재학 시절 비치돼 있던 도구로 실제로 혼자
운동할 때에는 196p에 나오는 손잡이 달린 물통(섬유유
연제나 세제통)에 물을 담아서(1.5kg 정도) 사용했다.

⚠ 주의사항

① 짐볼에서 미끄러지지 않도록 주의한다.
② 발은 지면에서 떨어지지 않아야 한다.
③ 손으로 도구를 강하게 잡지 않는다.
④ 통증이 발생하면 중단한다.
⑤ 짐볼로 뒷목을 받힌다.

✏ 운동 효과 및 팁

① 신체 전면의 근막을 늘려 준다.
② 상지와 하지의 협응력을 길러 준다.
③ 어깨의 가동성을 향상시킨다.
④ 난이도를 낮추고 싶다면 큰
짐볼(85cm)을 사용한다.

⑫ 몸통 펴면서 양팔 원 그리기

3세트 | 10회 | 1~2분 휴식

1 다리를 굽히고, 짐볼에 누운 후 팔꿈치를 굽혀 양손에
가벼운 무게의 도구를 잡는다.(1kg 내외)

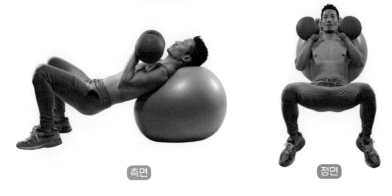

측면 정면

2 등에 맞닿은 공을 다리로 밀면서 공을 잡은 두
팔을 위로 뻗는다.

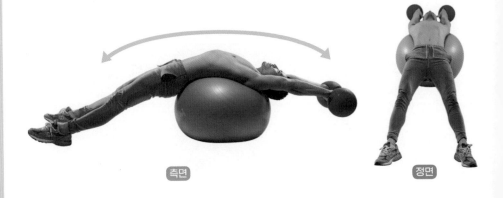

측면 정면

3 양팔은 견갑골을 모으면서 원을 그린다.

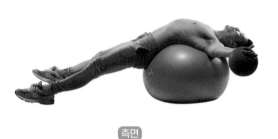

측면

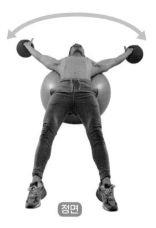

정면

4 다리를 굽히면서 팔을 모아 처음 자세로 돌아온다.

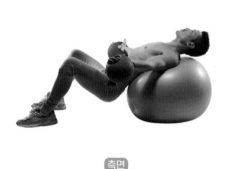

측면

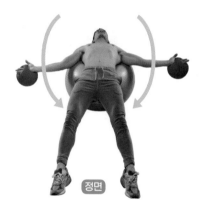

정면

⚠ 주의사항

① 짐볼에서 미끄러지지 않도록 주의한다.
② 발은 지면에서 떨어지지 않아야 한다.
③ 손으로 도구를 강하게 잡지 않는다.
④ 통증이 발생하면 중단한다.
⑤ 팔을 돌릴 때 어깨가 굽지 않도록
　주의한다.
⑥ 짐볼로 뒷목을 받는다.

🖊 운동 효과 및 팁

① 신체 전면의 근막을 늘려 준다.
② 상지와 하지의 협응력을 길러 준다.
③ 어깨의 가동성을 향상시킨다.
④ 난이도를 낮추고 싶다면 큰
　짐볼(85cm)을 사용한다.
⑤ 동작이 끊기지 않고 부드럽게
　이어지도록 한다.

⑬ 몸통 펴면서 양팔 벌리고 모으기

3세트 | 10회 | 1~2분 휴식

1 다리를 굽히고 짐볼에 누워서 손바닥이 천장을 향한 채 다리
   밑에 부분에서 가벼운 무게의 도구를 잡는다.(1kg 내외)

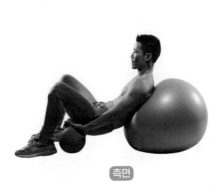

측면

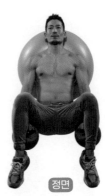

정면

2 다리를 펴면서 양팔을 벌린다.

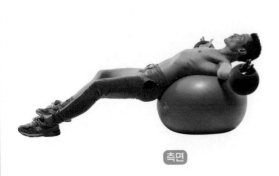

측면

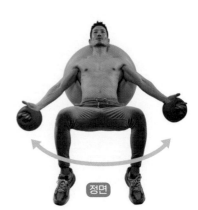

정면

3 양팔을 벌리며 귀 옆으로 팔을 이동한다.

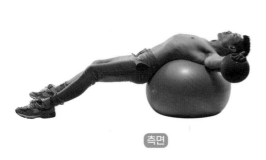

측면

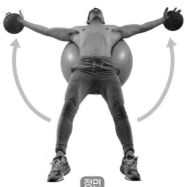

정면

4 양팔을 귀 옆으로 갖다 대고 다시 제자리로 돌아온다.

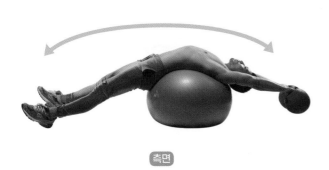

측면

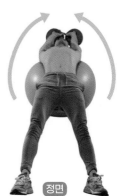

정면

⚠ 주의사항

① 짐볼에서 미끌어지지 않도록 주의한다.
② 발은 지면에서 떨어지지 않아야 한다.
③ 손으로 도구를 강하게 잡지 않는다.
④ 통증이 발생하면 중단한다.
⑤ 팔을 돌릴 때 어깨가 굽지 않도록
   주의한다.
⑥ 짐볼로 뒷목을 받힌다.
⑦ 가능한 범위만큼만 팔을 옆으로 벌린다.

✏ 운동 효과 및 팁

① 신체 전면의 근막을 늘려 준다.
② 상지와 하지의 협응력을 길러 준다.
③ 어깨의 가동성을 향상시킨다.
④ 난이도를 낮추고 싶다면 큰
   짐볼(85cm)을 사용한다.
⑤ 동작이 끊기지 않고 부드럽게
   이어지도록 한다.

⑭ 한 팔 돌리기(R, L)

3세트 | 10회 | 1~2분 휴식

1 짐볼에 비스듬히 기댄 후 한 다리는
뻗어 중심을 잡고, 반대 다리는 굽혀서
몸통을 지지한다. 한 손으로 가벼운
무게의 도구를 잡는다.(1kg 내외)

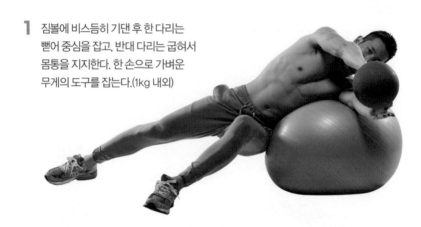

2 다리는 고정한 후 한 팔은 앞으로
뻗고, 도구를 든 팔은 원을
그린다.

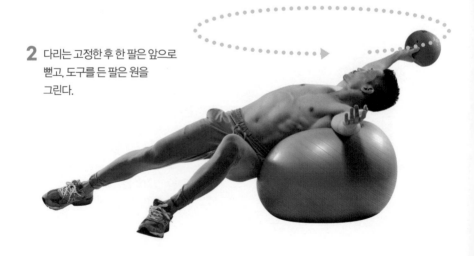

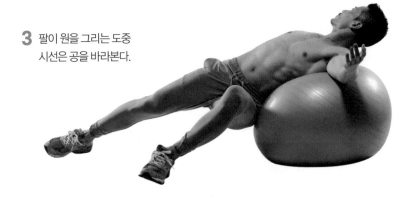

3 팔이 원을 그리는 도중
시선은 공을 바라본다.

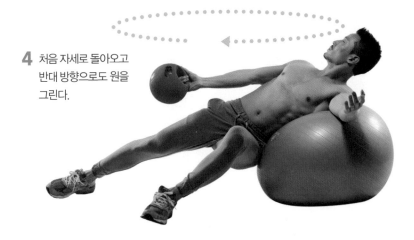

4 처음 자세로 돌아오고
반대 방향으로도 원을
그린다.

⚠️ **주의사항**

① 짐볼에서 미끄러지지 않도록 다리에 힘을
주어 고정한다.

② 공을 강하게 잡지 않는다.

③ 등을 먼저 돌리고 그다음 팔을 돌린다.

④ 어깨를 활짝 편 상태에서 실시한다.

✏️ **운동 효과 및 팁**

① 어깨관절의 가동성을 향상시킨다.

② 시선은 운동하는 손을 따라간다.

③ 통증이 발생하면 원의 범위를 좁혀서
실시한다.

④ 동작이 익숙해지면 팔을 돌리는
속도를 올린다.

⑮ 양팔 교차로 돌리기

3세트 | 10회 | 1~2분 휴식

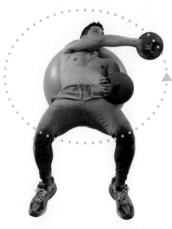

1 무릎을 90도로 굽히고 짐볼에 눕는다. 오른팔은 왼쪽 어깨 방향으로 원을 그리며 이동한다.

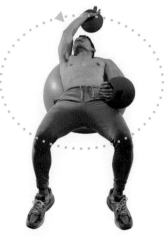

2 오른팔은 원을 그리며 귀 옆으로 이동한다.

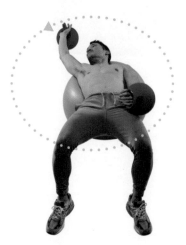

3 오른팔은 원을 그리며 오른쪽 다리로 이동한다.

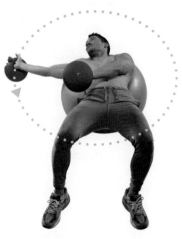

4 오른팔이 오른다리로 이동 시 왼팔은 원을 그리며 오른쪽 어깨로 이동한다.

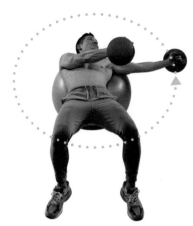

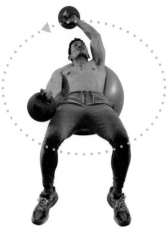

5 이 동작을 연속적으로 서로
엇갈리며 원을 그린다.

6 왼팔이 귀 옆으로 이동하면서 오른팔은
다시 왼쪽 어깨로 이동한다.

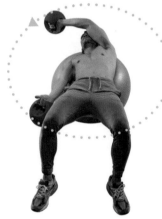

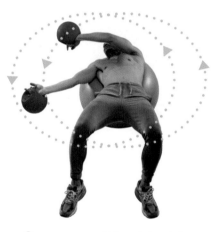

7 오른팔은 오른다리로 완전히 모아지고
왼팔은 원을 그리며 이동한다.

8 양팔을 교차로 원을 그리며 돌린다.

⚠ 주의사항

① 엉덩이가 몸통과 수평을
　이룬다.
② 손으로 공을 강하게 잡지
　않는다.
③ 짐볼로 목을 받힌다.

✏ 운동 효과 및 팁

① 어깨관절의 움직임을 향상시킨다.
② 양팔을 엇갈리게 움직여 협응력을 향상시킨다.
③ 중심을 잡기 어렵다면 다리를 좀 더 넓게 벌린다.
④ 동작이 익숙해지면 다리의 간격을 좁히고 뒤꿈치를
　살짝 들어 준다.
⑤ 통증이 발생하면 원의 크기를 줄이면서 실시한다.

⑯ 양팔 굽히고 펴기(누워서)

3세트 | 10회 | 1~2분 휴식

1 무릎을 90도로 굽혀서 짐볼에 눕고, 손바닥은 천장을
   향한 상태로 가벼운 무게의 도구를 잡는다.(1kg 내외)

측면

정면

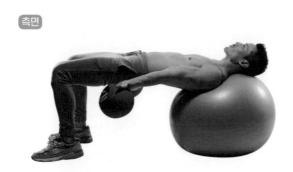
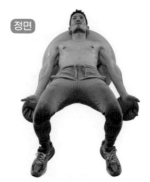

2 다리와 몸통은 움직이지 않고,
   팔을 귀 옆으로 이동한다.

측면

정면

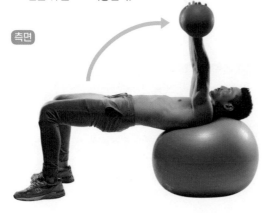
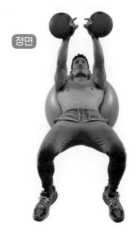

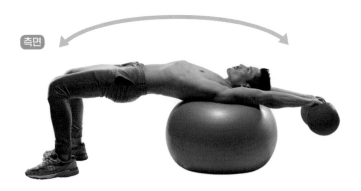

3 팔을 쭉 뻗어 귀 옆으로 이동 후 처음 자세로 돌아온다. 손바닥은 계속 위를 향한다.

정면

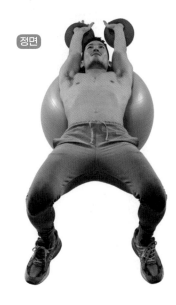

⚠ 주의사항

① 짐볼에서 미끄러지지 않도록 주의한다.
② 통증이 발생하면 중단한다.
③ 손으로 도구를 강하게 잡지 않는다.
④ 팔을 돌릴 때 어깨가 굽지 않도록 주의한다.
⑤ 짐볼로 뒷목을 받힌다.
⑥ 가능한 범위만큼만 팔을 올린다.

✏ 운동 효과 및 팁

① 대흉근, 전면삼각근, 광배근, 대원근의 근력을 향상시키고 코어의 안정성을 높여 준다.
② 중심을 잡기 어렵다면 다리를 좀 더 넓게 벌린다.
③ 동작이 익숙해지면 다리의 간격을 좁히고 뒤꿈치를 살짝 들어 준다.
④ 통증이 발생하면 양팔을 굽히고 펴는 범위를 좁혀서 실시한다.

⑰ 양팔 벌리고 모으기(누워서)

3세트 ┃ 10회 ┃ 1~2분 휴식

①번 자세

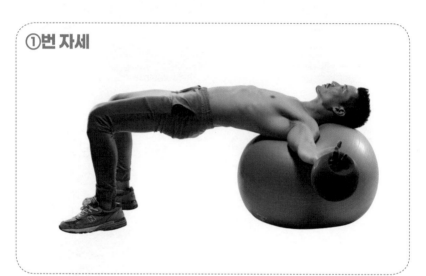

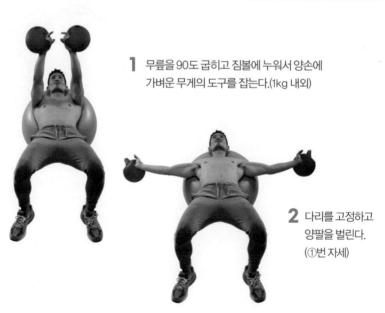

1 무릎을 90도 굽히고 짐볼에 누워서 양손에
가벼운 무게의 도구를 잡는다.(1kg 내외)

2 다리를 고정하고
양팔을 벌린다.
(①번 자세)

②번 자세

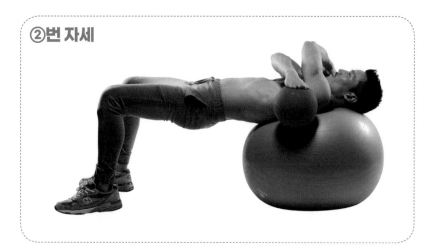

3 ①번 자세를 유지한 채 양손을 가슴 앞에서 교차 한다.

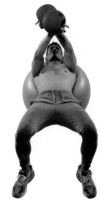

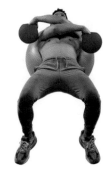

4 양손을 교차로 모은 후 ②번 자세로 돌아온다.

⚠ 주의사항

① 엉덩이는 몸통과 수평을 이룬다.
② 손으로 도구를 강하게 잡지 않는다.
③ 짐볼로 목을 받힌다.

✎ 운동 효과 및 팁

① 대흉근, 전면삼각근, 광배근, 대원근의 근력을 향상시키고 코어의 안정성을 높여 준다.
② 중심을 잡기 어렵다면 다리를 좀 더 넓게 벌린다.
③ 동작이 익숙해지면 다리의 간격을 좁히고 뒤꿈치를 살짝 들어 준다.
④ 통증이 발생하면 양팔을 굽히고 펴는 범위를 좁혀서 실시한다.

⑱ 다이나믹 볼 벌리고 모으기(앉아서 탄성 사용)

3세트 | 10회 | 1~2분 휴식

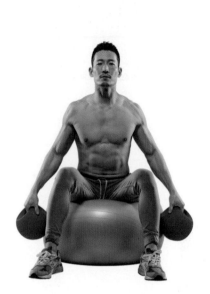 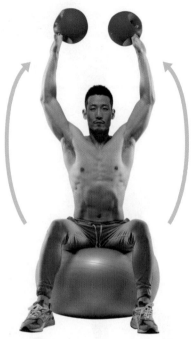

1 짐볼에 앉아 가벼운 도구(1kg 내외)를 들고 어깨 선상보다 앞에 손을 놓는다.

2 팔꿈치를 살짝 접은 상태로 팔을 벌려 머리 위로 들어 올린 후 내린다. 짐볼에 도구를 갖다 대어 탄성을 이용해 다시 들어 올린다.

⚠ 주의사항

① 어깨가 올라오지 않도록 귀와 의 거리를 유지한다.
② 통증이 있으면 범위를 조정한다.

✏ 운동 효과 및 팁

① 삼각근, 극상근 등 팔을 벌리는 근육의 근력 강화와 어깨관절 안정에 도움을 준다.
② 중심을 잡기 어렵다면 다리를 좀 더 넓게 벌린다.
③ 통증이 발생하면 팔꿈치를 굽히고 펴는 범위를 좁혀서 실시한다.
④ 천천히 힘을 유지하면서 제자리로 돌아간다.

본 운동

⑲ 앉아서 양팔 굽히고 펴기(교차로)

3세트 | 10회 | 1~2분 휴식

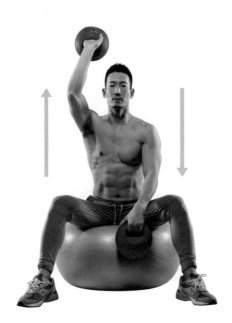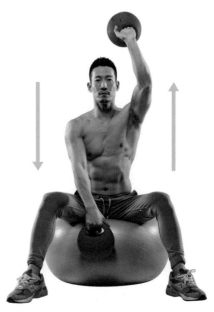

1 허리를 곧게 펴고 짐볼에 앉는다. 가벼운 도구를 잡고 팔을 위아래로 교차하며 올리고 내린다.

2 도구를 짐볼에 부딪히며 일정한 리듬으로 반동을 준다.

⚠ **주의사항**

① 허리를 곧게 펴고 앉는다.
② 공을 강하게 잡지 않는다.

✏ **운동 효과 및 팁**

① 대흉근, 전면삼각근, 광배근, 대원근의 근력 강화와 어깨관절의 안정에 도움을 준다.
② 중심을 잡기 어렵다면 다리를 좀 더 넓게 벌린다.
③ 동작이 익숙해지면 다리의 간격을 좁히고 뒤꿈치를 살짝 들어 준다.
④ 통증이 발생하면 팔꿈치를 굽히고 펴는 범위를 좁혀서 실시한다.

⑳ 양팔 반동 수평 모으기

3세트 | 10회 | 1~2분 휴식

1 허리를 곧게 세우고 짐볼 위에 앉아 가벼운 무게의 도구를 잡고
45도 각도만큼 양팔을 벌린다.(1kg 내외) 반동과 함께 엉덩이로
짐볼을 튕기며 도구를 들어 올린다.

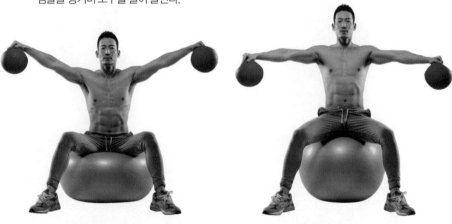

2 엉덩이의 반동과 함께 팔을 짧게 흔들면서 양팔을 뻗어
가슴 앞으로 모은다.

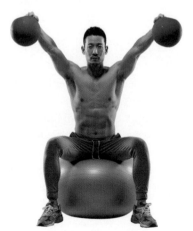
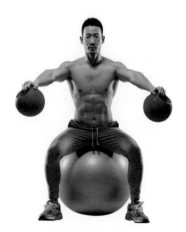

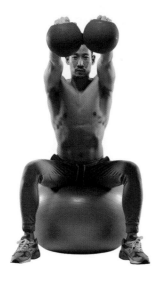

3 엉덩이의 반동과 함께 가슴 앞으로 모으고, 다시 처음 위치로 팔을 짧게 흔들면서 벌린다.

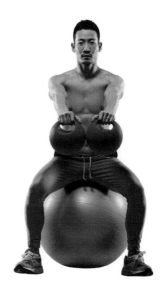

⚠ 주의사항
① 허리를 곧게 펴고 앉는다.
② 공을 강하게 잡지 않는다.

🖊 운동 효과 및 팁
① 측면삼각근, 극상근, 전면삼각근, 대흉근의 근력 강화 운동이다.
② 짧고 빠르게 반동을 주며 위아래로 움직인다.
③ 중심을 잡기 어렵다면 다리를 좀 더 넓게 벌린다.
④ 동작이 익숙해지면 다리의 간격을 좁힌다.
⑤ 통증이 발생하면 통증이 없는 범위에서만 실시한다.

1. 운동 방향

① 움직임 회복 운동

첫 번째 단계에서의 효과를 요약해 보면

첫째, 부족했던 어깨관절의 가동범위 회복(어깨 외회전, 흉추 회전)

둘째, 근력 운동 시 운동 부위에 힘이 들어가지 않는 동작 회복(어깨 외회전)

셋째, 그에 따른 통증 감소였다.

대략 기간은 한 달 남짓이었고 나는 다음 단계를 고민했다. 여전히 남아 있는 통증과 움직임의 제한(특정 범위에서 통증)을 보완하기 위해 운동 프로그램을 추가했다. 영아기 때 생애 발달을 떠올려 보면 몸을 뒤집는 것부터 시작해 기고, 앉고, 제자리에 서고, 이후 걷는다. 수많은 넘어짐과 일어섬을 반복하며 어떻게 해야 넘어지지 않고 서서 균형을 유지하는지, 결국 걷기 위한 과정이자 연습이었다. 마치 과거의 실수를 바탕으로 다음 단계에선 실수를 반복하지 않는 것처럼 말이다.

우리가 기존에 했던 운동을 살펴보면 하나의 동작만 만들어 내는 운동이다. 즉 팔을 올리거나, 내리거나, 몸통을 돌리거나 하는 동작 말이다. 이러한 운동은 일상생활에서 움직임을 만들어 내는 동작과 비교하면 제한적이다. 단순히 팔을 들고 내리는 동작과 함께 추가적인 움직임이 동반되는 경우가 더 많다. 우리가 춤을 추거나 다양한 스포츠 활동, 그리고 걷기에서의 팔 움직임 등을 예로 들 수 있다.

그렇기에 나는 기존에 했던 운동과 더불어 '움직임 회복 운동'으로 신체 움직임에 다양한 변화를 주고 싶었다. 그래서 움직임의 속도를 조절하고(천천히 또는 빠르게), 방향을 조절하며(통증 범위에 따라), 짐볼과 작은 볼을 활용한 운동 동작을 추가했다. 처음에 조성준은 짐볼에서 미끄러지기도 하고 통증을 느끼기도 했다. 마치 우리가 걷기 위해 수없이 넘어진 것처럼 말이다. 그렇지만 이 모든 것은 전부 학습이다. 의식적이든 무의식적이든 동작을 완성하기 위해 우리 몸은 스스로 조절한다. 모든 것을 다 이야기하지는 않았지만 동작을 하면서 이전에 아팠던 범위가 괜찮아지고, 운동하는 중에도 변화(통증, 가동범위)를 보이면서 나 스스로도 회복 가능성에 점점 더 확신을 갖게 됐다.

② 생물심리사회학적 모델

생물심리사회학적 모델을 쉽게 요약하자면 '생물학적 신체의 손상, 심리학적인 상태, 사회학적 인간관계 등이 만성통증과 밀접한 연관성이 있다.'라는 내용이다. 대학원에서 우연히 이 이론을 접한 후 많이 공감하며 트레이닝의 통찰력을 가질 수 있었다. 통증의 기전을 간단히 살펴보면 신체의 손상 즉, 피부가 찢어지거나 타박상이 일어나면 감각정보기관이 척수와 뇌로 손상을 전달해 통증을 느낀다. 혹은 이전에 내가 했던 경험으로 인해 증상이 발현되기도 한다. 예를 들면 주사기에 대한 좋지 않은 경험이 있는 사람은 바늘과 뾰족한 것을 봤을 때 공포를 느끼거나 소름이 돋는 경우가 있다. 내 경우 예전에 진한 장미향으로 심한 두통을 겪은 적이 있는데 이후 오랫동안 장미향만 맡으면 머리가 아픈 것 같은 느낌을 받았다.

따라서 나는 먼저 현재 우리의 상황과 통증에 대한 긍정적인 부분과 부정적인 부분을 공유하며 통증이 무조건 나쁜 것이 아님을 설명했다. 예를 들어 간이 병들어 증상이 나타나면 이미 치료 시기를 놓친 경우가 많은 것처럼 통증은 우리 몸이 위험하다는 신호를 뇌에 전달하는 경보음 같은 것이다. 또한 통증이 너무 오래 되면 아프지 않더라도 통증을 느낀다는 내용도 덧붙였다. 마치 발목을 접질리고 회복한 후에도 발목을 절뚝거리는 것처럼 말이다. 이처럼 통증을 마주하고, 통증에 대한 두려움을 없애는 데 노력했다. 날씨와 컨디션에 따라 통증과 움직임이 들쑥날쑥했지만 이때마다 나는 조성준이 흔들리지 않도록 지속적으로 대화하며 함께했다.

2. 운동 목표 및 정리

두 번째 단계에서 나만의 평가 기준이 필요했다. 물론 통증의 정도를 기준으로 정하기 애매하지만 통증이 없다 해서 어깨의 기능이 완전히 회복된 것은 아니며, 객관적으로 통증을 측정하는 장비 또한 없기 때문에 그 기준을 움직임 회복 운동으로 정했다. 이 운동을 무리 없이 소화해 낸다면 기능이 거의 회복된 것이라고 생각했다. 다양한 방향으로 움직이면서 자유자재로 팔의 속도를 조절할 수 있다면 어깨의 문제가 있다고 보기 힘들기 때문이다. 지금은 움직임의 범위가 제한돼 있고 속도도 빠르지 않지만 이후 변화를 보며 강도와 운동 종류를 결정하려 했다. 따라서 움직임 회복 운동의 체크리스트를 구성했다. Phase2~ Phase4까지 체크리스트를 작성하고 항목의 80%를 충족하면 다음 단계로 진행했다.

Phase 2 움직임 회복 운동 체크리스트

기준	확인	비고
짐볼에 앉거나 누워서 움직임을 할 때 하지가 불안정하지 않아야 한다.(ex 다리가 중심을 잡지 못하고 흔들릴 때)		
짐볼에 누웠을 때 복부와 등이 수평을 이루어야 한다.		
운동 중 불안감이 있다면 어느 정도인지 확인한다. (1 최소, 10 최고) 이때 불안감이 6 이하여야 한다.		
불안감으로 인해 팔의 완벽한 가동범위를 활용한 운동이 100% 움직임과 비교해 현재 어느 정도 수준인지 확인한다.(최소 50%)		
운동 중 통증 강도가 어느 정도인지 확인한다. (1 최소, 10 최고) 이때 통증이 6 이하여야 한다.		
불안감으로 인해 팔의 완벽한 가동범위를 활용한 운동이 어렵다면 100% 움직임과 비교해 현재 어느 정도 수준인지 확인한다. (최소 40%)		
운동 중 도구를 강하게 쥐지 않아야 한다. (물통을 쥐고 있을 정도의 힘을 준다.)		
몸에 과도하게 힘이 들어가지 않아야 한다.		

3. 조성준의 운동 과정과 스토리

첫 번째 운동을 시작한 지 한 달 반 정도 지난 시점이었다. 처음에는 이해되지 않았지만 일단 선생님의 지시를 따랐고 평소 운동량에 비해 훨씬 못 미치는 강도였지만 몸은 오히려 좋아지고 있었다. 열심히 해서이기도 했지만 아마도 평소 쓰지 않던 근육에 자극을 주고, 그 근육들이 본격적으로 움직이면서 근육통 같은 느낌이 새로웠을 수도 있다. 솔직히 평소 하는 운동에 비해 쉬웠다. 하지만 오랜만에 하는 단순한 운동이여서 처음에는 익숙지 않아 한 시간 이상 걸렸다. 한 달이 지나자 40분 만에 할 수 있었다.

흉추 움직임 운동에서 내 흉추가 확실히 움직여지는 것이 느껴졌고, 어깨의 외회전에서 오른쪽과 왼쪽의 차이가 줄어들었다. 물론 아직도 왼쪽 어깨에 더 힘이 들어가고, 같은 운동도 더 많은 열감과 피로감이 느껴지는 것은 어쩔 수 없다. 내 어깨는 곧 모든 움직임에서 회복할 것이다. 하지만 아팠던 트라우마를 완벽히 지우는 데 시간이 오래 걸리고, 완전히 지워져야 비로소 이 싸움은 끝이 날 것 같았다. 제대로 움직일 수 있는 능력이 있음에도 움직임이 제한되고, 통증에 대한 기억으로 먼저 움츠려들고 힘이 들어가지 않아도 될 다른 부위까지 힘이 들어가는 보상 작용이 생겼다. 그래서 통증의 기억을 잊고 반사적으로 근육이 협응하며 힘을 쓸 수 있는 환경을 만드는 운동이 필요했다. 이러한 훈련은 그동안 통증으로 잠들어 있던 근육들의 신경회로를 다시 깨워 줄 수 있다. 이렇듯 개별 근육의 기능을 살려 주고, 관절 주변 근육들이 조화롭게 힘을 쓸 수 있는 협응 운동을 해야 통증이 없고 기능적인 몸으로 리부트 (Reboot)할 수 있다. 지금은 트라우마에서 벗어났지만 편안한 상태에서의 컨트롤과 함께 의식하지 않을 때 통증이나 불편함이 없어야 비로소 재활이 끝난다. 지금 이 글을 쓰고 있는 순간도 항상 나는 내 어깨의 움직임을 본능적으로 컨트롤하고 있다. 컴퓨터 작업을 오래 해서 근육에 피로감을 느낀다면 자세를 수정하거나 잠시 일어나 스트레칭을 하는 등 나만의 어깨 사용 지침서를 갖추게 됐다.

진도를 나갈 때마다 오는 뻐근한 통증

새로운 동작을 하나씩 추가할 때마다 다음 날 근육에 뻐근한 통증이 왔다. 운동을 지속할수록 운동 다음 날 오는 뻐근한 느낌이 적응의 결과임을 깨닫고 불안감은 사라졌다. 근육과 관절들이 운동을 하는 과정에서 새로운 자극이나 움직임의 각도가 추가되면 근육에 피로를 유발함과 동시에 새로운 동작의 범위에 대한 두려움과 불안함이 통증이라는 신호로 뇌에 전달됐기 때문이다.

우리가 처음 푸쉬업 했을 때를 생각해 보자. 아마 매우 힘들었을 것이다. 주동근으로 가슴 근육이 쓰여야 하는데 어깨뿐만 아니라 팔에 힘이 많이 들어가 가슴에 힘이 들어가는 느낌을 받지 못했을 것이다. 이후 가슴에 자극이 조금씩 오는 것처럼 우리 신체는 적응할 시간이 필요하다. 그러한 적응 과정에서 조금의 불편함은 감수해야 다음 단계로 성장할 수 있다. 일반적으로 구조적인 손상이 없는 사람들은 별다른 문제없이 근력이 증가하는 순탄한 과정을 겪겠지만 구조적인 손상이 있는 상태에서는 어떤 동작을 수행할 때 근육들의 협응력이 떨어지면 관절와 안에서 상완골이 궤도를 이탈해 통증을 유발할 수 있다. 이 통증의 정도를 조절하는 게 쉽지 않기 때문에 선생님은 통증의 유무와 정도를 파악해 익숙해지게 만들며 가동범위를 늘리는 운동을 주었다고 한다.

여기에서 중요한 포인트는 내 어깨가 아프지 않았던 때의 느낌이 정확히 기억나지 않는 상태에서 80% 회복된 시점이 언제인가에 대한 판단이다. 더 완벽해지고 싶은 욕심이 있던 나로서는 어느 정도를 만족의 기준으로 삼을지가 의문이었다. 그래서 꽤 긴 시간이 필요했던 것 같다. 통증의 감소와 조금 증가한 통증의 정도 사이에서 기준을 잡기 어려웠다.

나는 자동차를 아주 좋아한다. 2년 전 미국의 '네모차'를 한 대 들였다. 어쩌다 전시장에 들어가 보고 그 터프함에 반하고, 아내도 좋아하길래 충동구매를 했다. 구글에서 얼핏 봤던 내가 상상하던 이미지대로 사부작사부작하며 2년 동안 튜닝을 했고, 차고를 6인치나 올리고 타이어도 국내에선 구할 수 없는 37인치로 끼우며 신나게 꾸몄다. 그런데 겉에서 보면 기가 막힌데 실제 주행감은 말도 안 되게 떨어지는 결과가 나왔다. 결국 또 열심히 정보를 파서 그에 맞춰 보강을 했다. 결국은 주행감도 높였다. 쉽게 된 것처럼 이야기하지만 실제로는 차를 버리고 싶을 정도로 힘들었고, 돈이 계속 들었다. 하지만 하나하나 갖다 붙이고 보강할 때마다 주행감이 상승하는 게 느껴지면서 이제는 편하게 타고 다닌다. 목표는 아주 소박했다. 한 손으로 핸들을 잡고 120km 정도 속도를 내는 것. 옆에 어떤 차가 붙어도 뒤처지지 않는 차를 만드는 게 목표가 아닌 겨우 시속 120km로 편하게 다닐 수 있으면 된다는 소박한 목표였다.

나는 무언가를 설명할 때 주로 자동차로 예를 드는 것을 좋아한다. 이번에도 역시 자동차로 비유하자면 어깨는 앞쪽 서스펜션 시스템이라고 볼 수 있는데 이는 소모품 중 하나이다. 새 차가 길들여지는 누적 주행거리는 대략 1~2만km일 때 온갖 부품들이 자리를 잡는다. 하지만 10년 정도 타면 터지거나 압이 부족해 결국 수명을 다한다. 단종된 지 오래 된 차의 부품은 구하기 힘든 경우가 많은데 사람의 어깨도 마찬가지다. 우리 몸은 부품을 갈아 끼울 수 있는 것이 아니기 때문이다. 다시 서스펜션으로 돌아와서 호환은 되지만 정품의 성능을 따라갈 수 없는 부품을 끼우고, 여러 가지 움직임을 컨트롤해 줄 수 있는 하체 보강을 통해 기능이 조금 떨어져도 자동차 자체의 퍼포먼스는 떨어지지 않도록, 아니 떨어져도 체감을 못하도록 만드는 작업이 재활 운동이라고 보면 된다. 사람의 몸은 그러하다. 새 걸로 갈아 끼울 수 없기에 수리(수술) 또는 보강(운동)밖에는 답이 없지만 그렇다고 해서 완벽하게 새 것의 상태로 만들 수는 없다. 수리점에서 보장하는 내 몸의 퍼포먼스는 70%이다. 그것도 작업 후 재활을 잘했을 때의 이야기이고 혼자서 이것저것 쪼이고 풀어 보며 시간을 보냈을 때 70%를 상회하는 결과가 나온다면 해 볼 만한 것이다. 물론 100% 성공하리란 보장도 없으니 귀찮은 과정을 견뎌야 하는 괴로움은 있겠지만 말이다. 이 책은 결국 한 사람이 배우고 터득한 내 어깨의 DIY 매뉴얼북이다.

Phase 3 세 번째 운동 - 복식호흡과 감각 높이기 운동

운동	세트	횟수	휴식
준비 운동			
① 복식호흡	1세트	5~10분	
② 런지 자세에서 흉추 회전	1~2세트	15회	30초~1분
③ 네 발 기기 자세에서 흉추 돌리기1	1~2세트	15회	30초~1분
④ 네 발 기기 자세에서 흉추 돌리기2	1~2세트	15회	30초~1분
⑤ 한 다리 짐볼 위에 올리고 몸통 돌리기	1~2세트	15회	30초~1분
⑥ 밴드 뒤로 당기기	1~2세트	15회	30초~1분
⑦ 밴드 양팔 수평 벌리기1	1~2세트	15회	30초~1분
⑧ 밴드 양팔 수평 벌리기2	1~2세트	15회	30초~1분
⑨ 밴드 가쪽 돌리기	1~2세트	15회	30초~1분
본 운동			
⑩ 등척성 푸쉬업 플러스	3세트	30초~1분	1~2분
⑪ 푸쉬업 플러스	3세트	10회	1~2분
⑫ 밴드 로우1	3세트	15회	1~2분
⑬ 밴드 로우2	3세트	15회	1~2분
⑭ 푸쉬업(좁게, 보통, 넓게)	3세트	10회	1~2분
⑮ 플렉시바 흔들면서 굽히고 펴기	3세트	5~10회	1~2분
⑯ 플렉시바 흔들면서 벌리고 모으기	3세트	5~10회	1~2분
⑰ 플렉시바 흔들면서 수평 벌리고 모으기	3세트	5~10회	1~2분
⑱ 짐볼 파이크1	3세트	10~15회	1~2분
⑲ 짐볼 파이크2	3세트	30초	1~2분
마무리 운동			
⑳ 움직임 회복 운동	움직임 회복 운동 1~10 1세트 / 10회 (두 번째 운동 첫 장 참조)		

① 복식호흡

1세트 | 5~10분

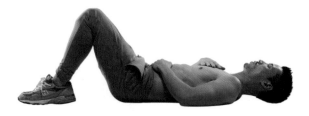

1 다리를 굽혀 누운 다음
한 손은 가슴에, 한 손은
배에 올린다.

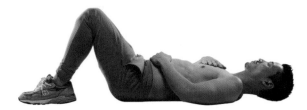

2 숨을 들이 마시면서 배를
볼록하게 한 다음 호흡을
뱉으면서 배가 등에
붙도록 한다.

⚠ 주의사항

① 숨을 너무 빨리 마시고 뱉지 않는다.
② 가슴으로 숨을 마시고 뱉지 않는다.

✏ 운동 효과 및 팁

① 눈을 감으면 호흡에 좀 더 집중할 수 있다.
② 몸 전체의 긴장을 이완시킨다.
③ 무릎을 굽히면 척추의 부담을 줄여 준다.

✖ 잘못된 호흡 패턴

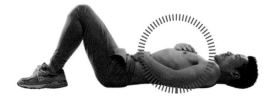

배가 볼록하게 올라오지 않고
가슴이 위아래로 부풀어 오른다.
과도한 흉식호흡은 호흡
보조근들의 활성화로 목 주변
긴장과 어깨 통증에 원인이 된다.

⑩ 등척성 푸쉬업 플러스

3세트 | 30초~1분 | 1~2분 휴식

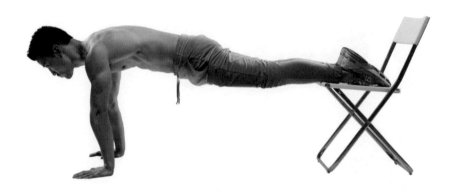

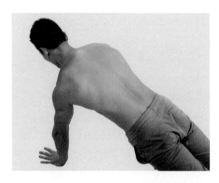

손은 어깨와 수직이 되게 하고,
양발은 의자에 올린다.
복부는 등과 수평을 이룬 상태에서
몸통을 천장 쪽을 향해 올린다는
느낌으로 바닥을 밀고 버틴다.

⚠ 주의사항

① 등이 과도하게 굽지
   않도록 한다.
② 손과 어깨 높이는
   수직을 유지한다.

✏ 운동 효과 및 팁

① 전거근의 근력이 향상된다.
② 의자에 다리를 올려 두면 전거근의 자극을 높일 수 있다.
③ 강도를 낮추기 위해서는 바닥에 무릎을 대고 실시한다.
④ 견갑골을 앞으로 내민다는 느낌으로 운동한다.
⑤ 어깨를 외회전하면 전거근이 더욱 활성화된다.

⑪ 푸쉬업 플러스

3세트 | 10회 | 1~2분 휴식

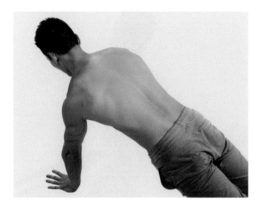

1 손은 어깨와 수직이 되게 하고 푸쉬업 자세에서 지면을 밀며 견갑골을 펼쳐 준다.

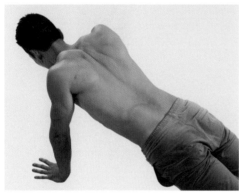

2 팔꿈치를 굽히지 않은 상태로 견갑골만 모으고 다시 지면을 밀며 견갑골을 끝까지 펼친다.

⚠ 주의사항

① 등이 과도하게 굽지 않도록 한다.
② 손과 어깨 높이는 수직을 유지한다.

✏ 운동 효과 및 팁

① 전거근과 능형근의 근력 강화 운동이다.
② 의자에 다리를 올리면 전거근의 자극을 높일 수 있다.
③ 강도를 낮추려면 무릎을 바닥에 대고 실시한다.
④ 어깨를 외회전하면 전거근이 더욱 활성화된다.

본 운동

⑫ 밴드 로우 1

3세트 | 15회 | 1~2분 휴식

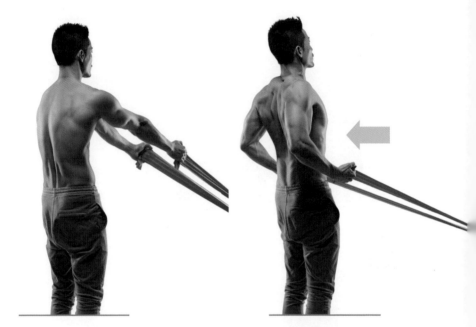

1 허리는 곧게 세우고 양팔을 앞으로 뻗어 밴드를 잡는다.

2 가슴을 열면서 팔꿈치를 굽혀 밴드를 뒤로 당김과 동시에 견갑골을 모아 준다.

⚠ 주의사항

① 밴드를 강하게 잡지 않는다.
② 밴드를 당겼을 때 허리를 젖히지 않는다.
③ 상부승모근이 과도하게 수축되지 않도록 한다.

✏ 운동 효과 및 팁

① 중간승모근, 능형근, 광배근의 근력 강화 운동이다.
② 견갑골 사이를 끝까지 모은다.
③ 어깨가 귀와 멀어진다는 느낌으로 당긴다.

본 운동

⑬ 밴드 로우 2

3세트 | 15회 | 1~2분 휴식

1 양팔은 앞으로 뻗어 밴드를 잡고 등을 동그랗게 말아 준다.

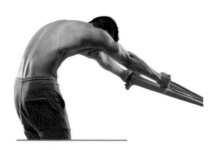

2 등을 조금씩 펴면서 밴드를 당긴다.

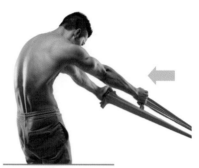

3 몸통을 반듯하게 세워 팔꿈치를 굽혀 밴드를 당긴다.

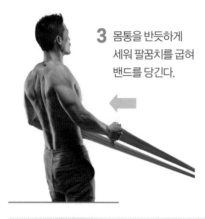

4 견갑골을 모으면서 밴드를 당긴다.

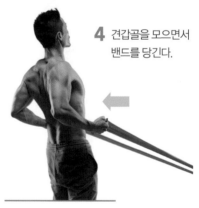

⚠️ 주의사항

① 밴드를 강하게 잡지 않는다.
② 밴드를 당겼을 때 허리를 젖히지 않는다.
③ 상부승모근이 과도하게 수축되지 않도록 한다.

✏️ 운동 효과 및 팁

① 중간승모근, 능형근, 광배근의 근력 강화 운동이다.
② 밴드를 앞으로 뻗었을 때 몸통을 굽혀 등 근육을 최대한 이완시킨다. 이완시키는 동안 등에 힘을 완전히 풀지 않고 긴장을 유지한다.
③ 견갑골 사이를 끝까지 모은다.
④ 어깨가 귀와 멀어진다는 느낌으로 당긴다.

⑭ 푸쉬업 (좁게)

3세트 | 10회 | 1~2분 휴식

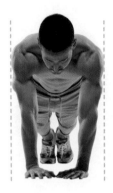

1 팔을 어깨 넓이보다 좁게 하고,
푸쉬업 자세를 취한다.

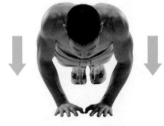

2 팔꿈치가 몸통을 스치면서
내려간다.

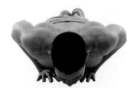

3 팔꿈치가 몸통 선상을 지나갈
정도로 몸을 내렸다가 올린다.

⚠ 주의사항

① 몸이 내려갈 때 팔꿈치를 벌리지 않는다.
② 통증이 발생하면 중단한다.
③ 끝까지 내려가기 힘들다면 적당한
위치에서 멈추고 올라오면서 강도를
조절한다.

🖊 운동 효과 및 팁

① 대흉근, 전면삼각근, 삼두근 근력 강화
운동이다.
② 강도를 낮추려면 무릎을 바닥에 대거나
일어서서 벽면에 손을 짚고 한다.
③ 어깨가 귀와 멀어진다는 느낌으로
견갑골을 내려 주며 실시한다.

⑭ 푸쉬업 (보통)

3세트 | 10회 | 1~2분 휴식

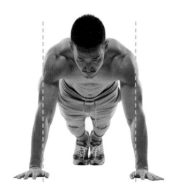

1 양팔을 어깨 넓이만큼 벌리고
푸쉬업 자세를 취한다.

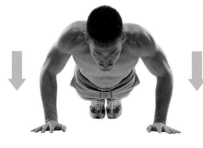

2 팔꿈치를 벌리지 말고 아래로
그대로 내려간다.

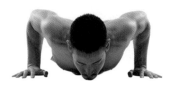

3 가슴이 바닥에 닿도록 내려갔다가
처음 자세로 돌아온다.

⚠ 주의사항

① 몸이 내려갈 때 팔꿈치를 벌리지 않는다.
② 통증이 발생하면 중단한다.
③ 끝까지 내려가기 힘들다면 적당한
위치에서 멈추고 올라오거나 강도를
조절한다.

✏ 운동 효과 및 팁

① 대흉근, 전면삼각근, 삼두근 근력 강화
운동이다.
② 운동 강도를 낮추려면 무릎을 바닥에
대거나 일어서서 벽면에 손을 짚고
실시한다.

⑭ 푸쉬업 (넓게)

3세트 | 10회 | 1~2분 휴식

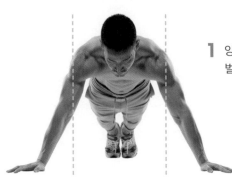

1 양팔을 어깨 넓이보다 약간 넓게
벌리고 푸쉬업 자세를 취한다.

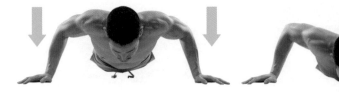

2 팔꿈치를 벌리지 말고 아래로
그대로 내려간다.

3 내려갈 수 있는 범위까지 내려갔다
제자리로 돌아온다.

⚠ 주의사항

① 몸이 내려갈 때 팔꿈치를 벌리지 않는다.

② 통증이 발생하면 중단한다.

③ 끝까지 내려가기 힘들다면 적당한
위치에서 멈추고 올라오면서 강도를
조절한다.

✎ 운동 효과 및 팁

① 대흉근, 전면삼각근, 삼두근 근력 강화
운동이다.

② 운동 강도를 낮추려면 무릎을 바닥에
대거나 일어서서 벽면에 손을 짚고
실시한다.

⑮ 플렉스바 흔들면서 굽히고 펴기

3세트 | 5-10회 | 1~2분 휴식

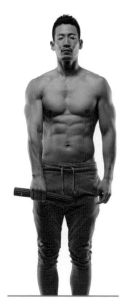 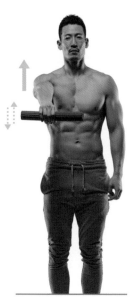 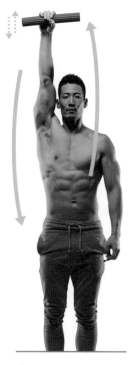

1 허리를 곧게 펴고 서서 한 손은 플렉스바를 잡는다.

2 플렉스바를 잡은 팔을 앞으로 뻗어 위아래로 짧게 흔들면서 귀 옆으로 이동한다.

3 위아래로 짧게 흔들면서 다시 처음 자세로 돌아간다.

⚠ 주의사항
① 플렉스바를 강하게 잡지 않는다.
② 플렉스바를 흔들 때 몸이 흔들리지 않도록 중심을 잡는다.

✏ 운동 효과 및 팁
① 어깨의 고유수용감각을 향상시킨다.
② 어깨 주변 근육의 협응력을 향상시킨다.
③ 목 근육이 긴장하지 않도록 어깨를 고정한다.

⑯ 플렉스바 흔들면서 벌리고 모으기

3세트 | 5-10회 | 1~2분 휴식

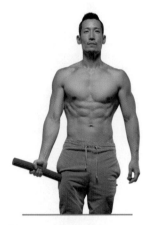 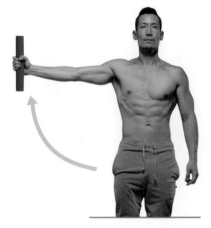

1 허리를 곧게 펴고 서서 한 손은 플렉스바를 잡은 채 허벅지 옆에 둔다.

2 플렉스바를 잡은 팔을 옆으로 뻗어 위아래로 짧게 흔들면서 귀 옆으로 이동한다.

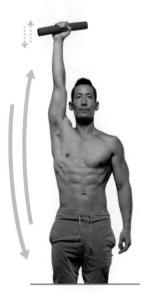

3 위아래로 짧게 흔들면서 다시 처음 자세로 돌아온다.

> ⚠️ **주의사항**
> ① 플렉스바를 강하게 잡지 않는다.
> ② 플렉스바를 흔들 때 몸이 흔들리지 않도록 중심을 잡는다.
>
> 🖊️ **운동 효과 및 팁**
> ① 어깨의 고유수용감각을 향상시킨다.
> ② 어깨 주변 근육의 협응력을 향상시킨다.
> ③ 목 근육이 긴장하지 않도록 어깨를 고정한다.

⑰ 플렉스바 흔들면서 수평 벌리고 모으기

3세트 | 5-10회 | 1~2분 휴식

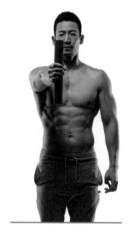 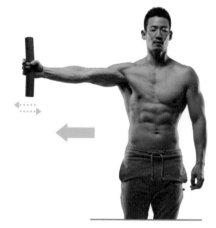

1 허리를 곧게 펴고 서서 한 손은 플렉스바를 잡고 팔을 어깨 높이까지 들어 올린다.

2 플렉스바 잡은 팔을 좌우로 흔들면서 팔을 벌린다.

3 좌우로 흔드는 동작을 유지하며 반대편 팔로 이동한다.

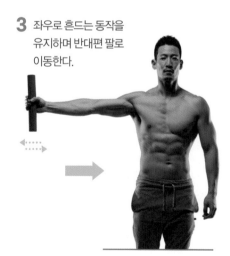

⚠ 주의사항

① 플렉스바를 강하게 잡지 않는다.
② 플렉스바를 흔들 때 몸이 흔들리지 않도록 중심을 잡는다.

✏ 운동 효과 및 팁

① 어깨의 고유수용감각을 향상시킨다.
② 어깨 주변 근육의 협응력을 향상시킨다.
③ 목 근육이 긴장하지 않도록 어깨를 고정한다.

⑱ 짐볼 파이크1

3세트 | 10~15회 | 1~2분 휴식

1 양팔은 어깨와 수직을 이루고
다리는 짐볼 위에 올린다.

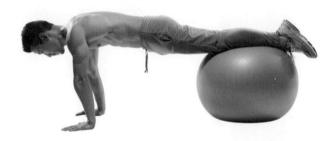

2 팔로 바닥을
위로 민다.

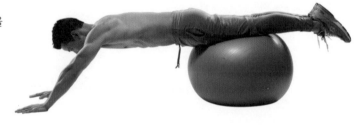

3 팔로 바닥을 위로 밀면서 다리는
곧게 펴서 몸과 수평을 이룬다.

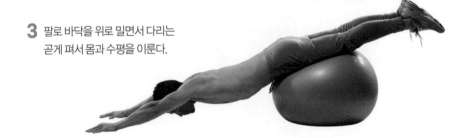

4 팔로 바닥을 아래로 밀면서
등을 약간 구부린다.

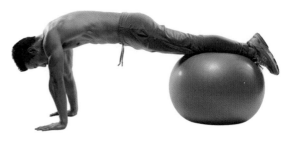

5 팔로 바닥을 아래로 당기고,
다리는 짐볼을 몸통으로
끌고 온다.

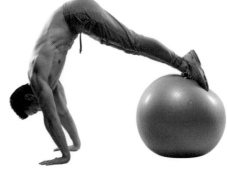

6 팔과 골반이 수직을
이루게 한다. 다리는
짐볼 위에 올린다.

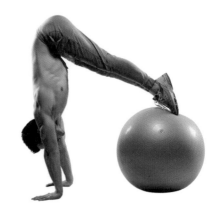

⚠ 주의사항
① 짐볼에서 미끄러지지 않도록 한다.
② 등과 허리, 다리는 수평을 이룬다.

✏ 운동 효과 및 팁
① 상체 전면의 이완과 수축 능력을 동시에
향상시킨다.
② 어깨 근육의 가동성과 안정성을 향상시킨다.
③ 상지와 하지의 협응력을 향상시킨다.

⑲ 짐볼 파이크 2

3세트 | 30초 | 1~2분 휴식

1 양팔은 어깨와 수직을 이루고
다리는 짐볼 위에 올린다.

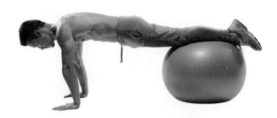

2 팔로 바닥을 위로 민다.

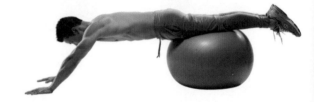

3 팔로 바닥을 위로 밀면서 다리는
곧게 펴서 몸과 수평을 이룬다.

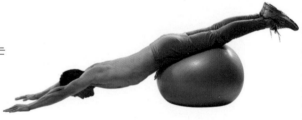

4 팔로 바닥을 아래로 밀면서
등을 약간 구부린다.

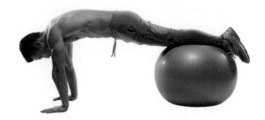

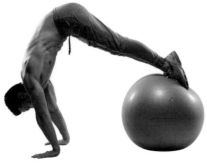

5 팔로 바닥을 아래로 당기고, 다리는
짐볼을 몸통으로 끌고 온다.

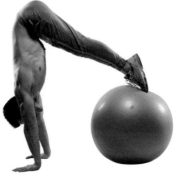

6 팔과 골반이 수직을 이루게 한다.
다리는 짐볼 위에 올린다.

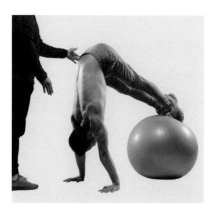

7 보조자가 있다면 양옆에서 가볍게
터치하며 몸의 중심을 흐트려 준다.

⚠️ **주의사항**
① 짐볼에서 미끄러지지 않도록 한다.
② 등과 허리, 다리는 수평을 이룬다.

✏️ **운동 효과 및 팁**
① 어깨관절의 가동성과 안정성을 향상시킨다.
② 몸통 코어 근육을 향상시킨다.
③ 전신 근육의 협응력을 향상시킨다.

1. 운동 방향

① 호흡 운동

이전에 나는 과거의 실수에 대한 후회, 미래에 대한 불안함, 늘 앞서 생각하는 성격 탓에 심신이 지쳐 있던 적이 많았다. 때마침 지인이 어떤 책을 추천해 줘서 읽었는데 호흡하는 방법에 대한 내용이었다. 호흡할 때 현재 내 몸에서 일어나는 반응에 집중하며 과거와 미래가 아닌 현재에 집중하는 방법을 알게 됐다. 운동을 마치면 머리가 가볍고 마음이 차분해져 좀 더 이성적인 생각을 통해 앞으로 나아갈 수 있었다. 재활 운동을 진행하며 좀 더 효과적인 운동을 고민하던 중 그때 내가 했던 호흡 운동을 조성준에게 적용하면 도움이 되겠다는 생각이 들었다. 한 가정의 가장, 배움을 위한 학업, 데스런 운영 등 늘 바쁜 일상이 이어졌고, 무엇보다 부상으로 인한 스트레스는 말로 표현하기 힘들 거라고 생각했다. 그는 재활 운동을 충분히 즐기고 있었지만 회복의 시간이 필요하다고 느꼈다. 예전에 나를 떠올리며 운동하기 전 조성준의 호흡 패턴 평가를 시작했다.

배가 올라오고 내려가는 복식호흡을 해야 하는데 그는 가슴이 주로 팽창하는 흉식호흡을 하고 있었다. 흉식호흡을 하면 흉부가 올라오고 어깨가 으쓱하게 된다. 호흡에 관여하는 많은 근육들이 있다. 숨이 차는 운동을 하거나 많은 호흡이 필요할 때는 그만큼 많은 근육이 동원된다. 평상시 편안한 상태일 때는 최소한의 호흡 근육이 사용돼야 한다. 하지만 호흡 패턴의 문제가 발생하면 평소에도 목 근육과 같은 호흡보조근을 호흡주동근으로 사용하며 긴장을 유발한다. 이것은 어깨관절까지 영향을 준다. 또한 흉식호흡은 교감신경의 활성화를 일으켜 심박수를 높이고, 몸 전체 긴장감을 높이며 이로 인해 통증이 발생하기도 한다. 반면 복식호흡은 흉식호흡으로 인한 보상작용을 방지할 뿐 아니라 심리적인 안정감을 주는 효과도 있다. 맥박은 느려지고 긴장감은 풀어지며 깊은 들숨과 날숨으로 스트레스 또한 감소한다. 꾸준한 복식호흡 운동이 어깨 통증에도 긍정적인 신호를 보낼 것으로 생각했다.

통증은 감정 상태에 따라 강해지기도 약해지기도 한다. 불안함과 스트레스가 지속되면 세로토닌의 분비가 줄어드는데, 세로토닌은 통증 신호를 뇌로 전달하는 과정에서 통증을 억제하는 역할을 한다. 따라서 감정 상태에 따라 통증의 민감도가 달라질 수 있다. 그러므로 나는 이 복식호흡 운동을 운동 전, 수면 전, 스트레스가 심하고 매우 피로할 때 등 5분 정도 하는 것을 권했다. 만약 나에게 지금까지 했던 재활 운동 중 딱 하나만 고르라고 한다면 복식호흡을 선택할 정도로 매우 중요하다.

조성준 내가 2년 가까운 시간을 보내며 가장 힘들었던 점은 몸으로 직접 해 보기 전에 받아들이는 일이었다. 발끝 운동은 그렇다 치더라도 호흡 운동법과 흉추의 가동성 그리고 피부의 자극이 이해되지 않았다. 그런데 재활을 마무리하며 또한 석사 과정에서 천천히 배워 보니 점점 이해가 됐다. 여러 전문적인 이론을 떠나서 복식호흡으로 인한 호흡근의 릴렉스는 마사지를 한 시간 정도 받은 느낌과 비슷할 만큼 몸의 긴장감을 없애 주기에 충분했다. 이제 습관이 되니 지금은 앉아서도 복식호흡이 가능하고, 특히 잠들기 전 복식호흡 30회를 꾸준히 하니 불면증을 없애는 데도 큰 도움을 주었다. 사실 30번을 다 하기도 전에 잠이 들곤 한다. 왜 선생님이 이 책의 모든 동작 중 하나만 선택한다면 복식호흡이라고 강조했는지 몸소

체험해 보니 공감이 된다. 아무런 힘도 들지 않으니 밑져야 본전 아닌가. 시간이 없어 일주일에 운동을 두 번밖에 못했던 주에도 흉추 가동성 운동 두 가지와 복식호흡 5분은 매일 빼놓지 않고 했다. 믿고 권하는 만큼 그냥 의심하지 말고 하길 바란다!

② 감각을 살리는 운동

관절의 손상이 일어난 후 우리 몸의 변화를 살펴보면 조직의 손상이 일어나고 균형이 저하되며 관절위치감각이 떨어지고, 피부감각 또한 저하된다. 이는 뇌로 전달되는 감각 신호의 양이 줄어들고 신호의 질이 떨어지며 이를 바탕으로 운동 기능이 감소하게 된다는 뜻이다. 예를 들면 키보드에 A, B, C를 입력했지만 모니터 화면에는 A, C만 보여지고, B는 표시되지 않는 경우이다. 또는 B를 5번 입력했지만 화면에는 3번만 표시되는 것과 유사하다. 따라서 나는 어깨관절 주위의 피부감각을 높이는 작업과 더불어 어깨의 고유수용성감각 활성화를 위한 운동 프로그램을 추가했다.

고유수용성감각이란 신체의 6번째 감각이라고도 불리며 근육의 길이와 관절의 위치 변화를 감지한다. 고유수용성감각에 문제가 생기면 신체 감각이 둔해지며 근육 불균형을 만든다.

어깨의 고유수용성감각을 활성화하는 방법으로 플렉스바를 선택했다. 플렉스바를 계속 흔들어 주는 운동 방법이다. 어깨를 굽히는 동작을 예로 들면 허벅지 옆 시작 부분에서 귀 옆으로 이동할 때까지 지속적으로 흔들어 준다. 근육, 인대, 건, 관절에는 힘과 근육의 길이, 압력 그리고 관절의 위치 변화를 느끼는 센서가 있다. 플렉스바를 흔들면서 운동할 때 움직임 구간마다 달라지는 위치 변화에 대한 정보를 뇌에 입력한다. 플렉스바 운동은 부상 예방에 효과가 있으며, 근육의 피로나 부상 후 고유수용성감각 기능이 떨어져 있다는 연구 결과가 있기 때문에 재활에서 반드시 필요하다. 그렇다면 고유수용성감각이 좋아지면 무엇이 좋아질까? 예를 들어 배드민턴 중 셔틀콕을 치는 순간 팔의 높이와 힘의 세기를 무의식적으로 파악하고 스매싱할 수 있다. 하지만 고유수용성감각 기능이 떨어진다면 불필요한 움직임과 근육의 피로를 유발하며 부상 및 재부상과 밀접한 연관성을 갖는다. 이는 급작스러운 비틀림, 위치 변화 그리고 외부 부하가 관절에 노출됐을 시 관절 안, 근육 내, 인대 등에 있는 고유수용성감각 기능들이 손상을 최대한 줄이려고 관절을 제 위치로 빠르게 돌린다. 쉽게 예를 들면 발목이 돌아가는 순간 고유수용성감각 기능이 좋은 사람은 더 돌아가지 않도록 빠르게 반응해 발목을 올바른 위치로 오게 하고, 고유수용성감각 기능이 좋지 않은 사람은 반응이 늦어 발목이 더 돌아가 큰 손상을 야기하는 것과 같다.

2. 운동 목표 및 정리

Phase3부터는 다양한 감각을 활용한 운동을 추가했다. 우리 몸의 움직임은 뇌가 조정하므로, 뇌로 전달되는 신호의 질은 높이고 양은 늘려서 좀 더 정확한 동작을 하게 하고, 결국 통증을 줄이려는 목적이었다. 우리는 이것을 '근신경계 트레이닝'이라고 부른다. 단순히 근력의 수준을 높이는 게 아닌 몸에 들어오는 정보에 맞게 변화하며 근력을 발휘하는 것이다. 더불어 평상시와 스트레스 상황에서 조절할 수 있는 호흡 운동을 추가해 예민함을 감소시켰다. 이 운동이 효과적인지 아닌지에 대한 판단은 움직임 회복 운동을 통해 통증의 강도가 줄었는지, 움직이는 범위가 커졌는지, 외부 자극을 줬을 때 몸이 빠르게 반응하는지로 확인했다.

Phase 3 움직임 회복 운동 체크리스트

기준	확인	비고
운동 중 불안감이 있다면 어느 정도인지 확인한다. (1 최소, 10 최고) 이때 불안감이 4이하여야 한다.		
불안감으로 인해 팔의 완벽한 가동범위를 활용한 운동이 100% 움직임과 비교해 현재 어느 정도 수준인지 확인한다. (최소 60%)		
특정 동작 중 통증 강도가 어느 정도인지 확인한다. (1 최소, 10 최고) 이때 통증이 4이하여야 한다.		
통증으로 인해 팔의 완벽한 가동범위를 활용한 운동이 어렵다면 100% 움직임과 비교해 현재 어느 정도 수준인지 확인한다. (최소 60%)		
짐볼에 누웠을 때 발의 보폭은 어깨 넓이를 유지한 상태에서 뒤꿈치를 들고 수행할 수 있어야 한다.		
뒤꿈치를 들고 했을 때 흔들림이 없다면 발의 간격을 좁힌다.		
Phase2와 비교했을 때 팔의 움직임 속도가 빨라졌다.		

3. 조성준의 운동 과정과 스토리

선생님들의 총평이 어렵게 느껴진다면 내가 이해한 방식대로 설명해 보겠다.

한 가지 예로 앞에서 공이 날아온다고 가정하자. 그런데 그 공이 돌공인지 배구공인지 모른다. 대부분의 사람은 본능적으로 날아오는 공에 손을 대서 속도와 무게를 감지해 본다. 그것을 수치화해 뇌로 보낸다. 잡을 수 있는 정도라고 오더가 내려지면 잡으려고 시도할 것이고(물론 운동 신경이 좋지 않아 공을 놓칠 수도 있지만) 감당할 무게가 아니라고 판단되면 본능적으로 공을 잡지 않을 것이다. 이러한 능력이 뇌와 신경계가 하는 매우 과학적이고 감각적인 역할이다.

시각, 청각, 촉각과 같은 감각 정보들이 신경계를 통해 뇌에 전달되는 것을 입력(input)이라고 한다. 그리고 이러한 자극들이 운동신경을 통해 근육이 반응하는 것을 출력(output)이라고 한다. 예를 들어 뜨거운 주전자를 만졌을 때 피부를 통해 뜨겁다는 정보가 뇌로 들어가는 것은 입력이고, 손을 재빠르게 떼는 반응은 출력이다. 좋은 입력이 없다면 좋은 출력도 없다. 그렇기 때문에 재활 과정에서 감각신경을 훈련하는 것은 매우 중요하다.

Phase 4 네 번째 운동 - 하지 운동과 밸런스 운동

운동	세트	횟수	휴식	비고
준비운동				
① 복식호흡	1세트	5~10분		
② 런지 자세에서 흉추 회전	1~2세트	15회	30초~1분	
③ 한 다리 짐볼 위에 올리고 몸통 돌리기	1~2세트	15회	30초~1분	
④ 밴드 뒤로 당기기	1~2세트	15회	30초~1분	
⑤ 밴드 양팔 수평 벌리기 2	1~2세트	15회	30초~1분	
⑥ 밴드 가쪽 돌리기	1~2세트	15회	30초~1분	
⑦ 파이프에서 발바닥 밀기 1	1~2세트	15회	30초~1분	
⑧ 파이프에서 발바닥 밀기 2	1~2세트	15회	30초~1분	
본운동				
⑨ 파이프에서 중심 잡기	3세트	10~30초	1~2분	메트로놈
⑩ 파이프에서 중심 잡고 뒤꿈치 들기	3세트	10~30초	1~2분	메트로놈
⑪ 한 발 서기(R, L)	3세트	40초 이상	1~2분	메트로놈
⑫ 한 발 서서 터치하기(R, L)	3세트	7~10회	1~2분	메트로놈
⑬ 푸쉬업(좁게, 보통, 넓게)	3세트	10회	1~2분	
⑭ 플렉시바 흔들면서 굽히고 펴기	3세트	5~10회	1~2분	
⑮ 플렉시바 흔들면서 벌리고 모으기	3세트	5~10회	1~2분	
⑯ 플렉시바 흔들면서 수평 벌리고 모으기	3세트	5~10회	1~2분	
⑰ 짐볼 파이크 1	3세트	10~15회	1~2분	
⑱ 짐볼 파이크 2	3세트	30초~1분	1~2분	
마무리운동				
⑲ 움직임 회복 운동	움직임 회복 운동 1~10 1세트 / 10회 (두 번째 운동 첫 장 참조)			

⑦ 파이프에서 발바닥 밀기1

1~2세트 | 15회 | 30초~1분 휴식

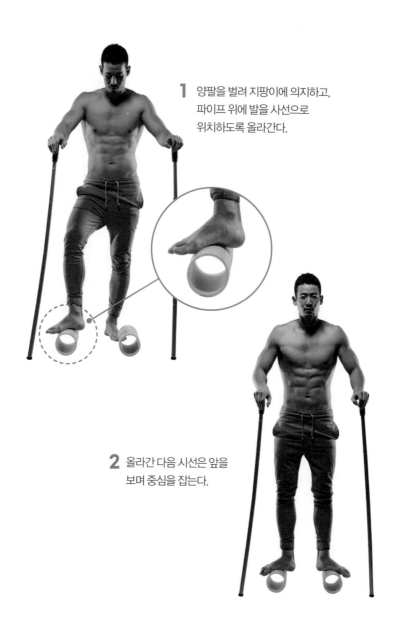

1 양팔을 벌려 지팡이에 의지하고,
파이프 위에 발을 사선으로
위치하도록 올라간다.

2 올라간 다음 시선은 앞을
보며 중심을 잡는다.

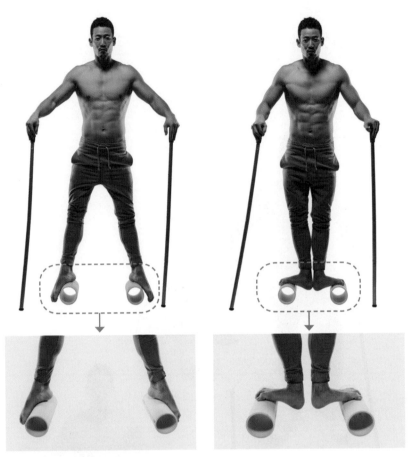

3 발이 파이프를 감싸 안고, 발을 벌려 엄지발가락이 바닥으로 향하게 민다.

4 파이프를 안쪽으로 밀면서 뒤꿈치를 아래로 내린다.

⚠ 주의사항
① 파이프에서 미끌어지지 않도록 한다.
② 지팡이를 몸 앞에서 넓게 잡는다.

✏ 운동 효과 및 팁
① 발바닥 근육이 활성화되고, 균형감각이 향상된다.
② 균형 잡기가 어렵다면 발을 보며 한다.
③ 동작이 익숙해지면 발을 보지 않거나 눈을 감고 실시한다.
④ 메트로놈 리듬에 맞춰 실시하면 운동감각 향상에 더욱 효과적이다.

⑧ 파이프에서 발바닥 밀기2

1~2세트 | 15회 | 30초~1분 휴식

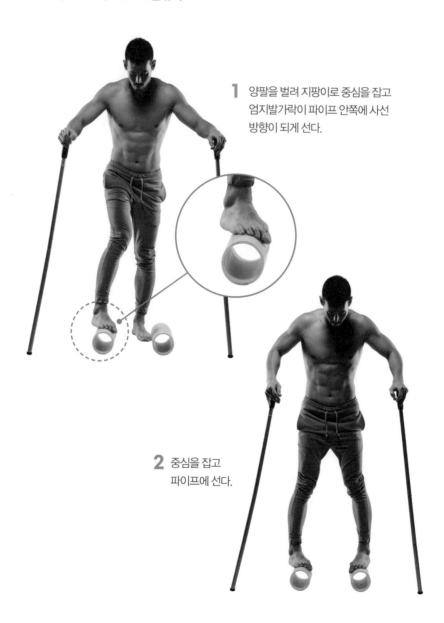

1 양팔을 벌려 지팡이로 중심을 잡고
엄지발가락이 파이프 안쪽에 사선
방향이 되게 선다.

2 중심을 잡고
파이프에 선다.

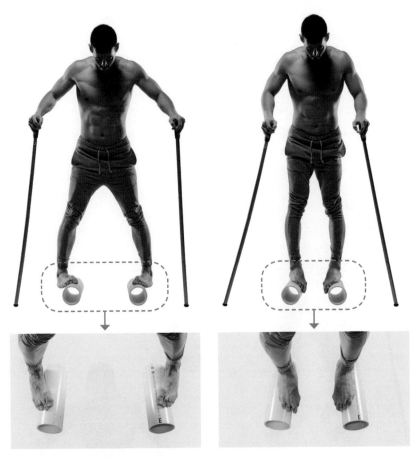

3 발을 벌리면서 파이프를 민다. 이때
뒤꿈치는 아래로 누른다.

4 발을 모으면서 엄지가 바닥을
향하도록 한다.

⚠️ **주의사항**

① 파이프에서 미끌어지지
않도록 한다.
② 지팡이를 몸 앞에서
넓게 잡는다.

✏️ **운동 효과 및 팁**

① 발바닥 근육이 활성화되고, 균형감각이 향상된다.
② 균형 잡기가 어렵다면 발을 보며 한다.
③ 동작이 익숙해지면 발을 보지 않거나 눈을 감고 실시한다.
④ 메트로놈 리듬에 맞춰 실시하면 운동감각 향상에 더욱
효과적이다.

⑨ 파이프에서 중심 잡기

3세트 | 10~30초 | 1~2분 휴식

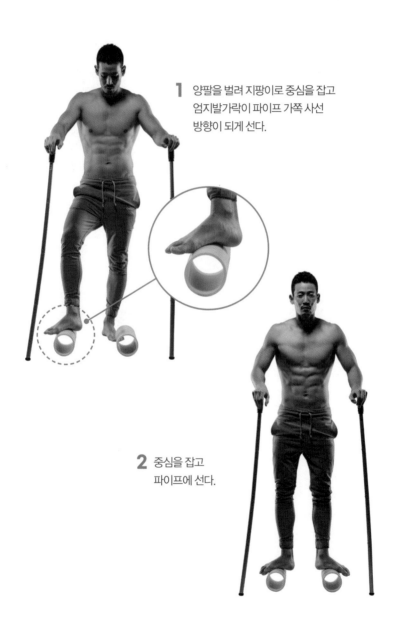

1 양팔을 벌려 지팡이로 중심을 잡고
엄지발가락이 파이프 가쪽 사선
방향이 되게 선다.

2 중심을 잡고
파이프에 선다.

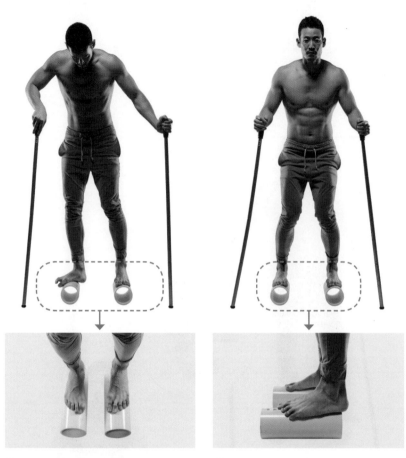

3 한 발은 파이프를 누르고 한 발씩 파이프와
직선이 되게 만든다.

4 양발 모두 파이프와 직선이 되게
서서 중심을 잡는다.

<table>
<tr><td>⚠️ 주의사항</td><td>✏️ 운동 효과 및 팁</td></tr>
<tr><td>① 파이프에서 미끄러지지 않도록 한다.
② 지팡이를 몸 앞에서 넓게 잡는다.</td><td>① 발바닥 근육이 활성화되고, 균형감각이
향상된다.
② 동작이 익숙해지면 눈을 감거나 눈을 뜬
상태로 중심을 잡으며 스쿼트를 실시한다.</td></tr>
</table>

⑩ 파이프에서 중심 잡고 뒤꿈치 들기

3세트 | 10~30초 | 1~2분 휴식

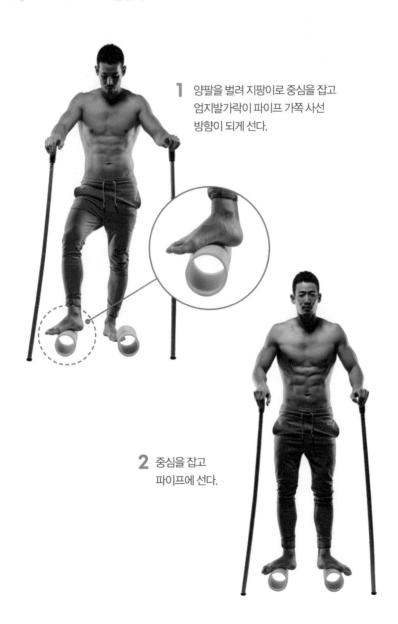

1 양팔을 벌려 지팡이로 중심을 잡고
엄지발가락이 파이프 가쪽 사선
방향이 되게 선다.

2 중심을 잡고
파이프에 선다.

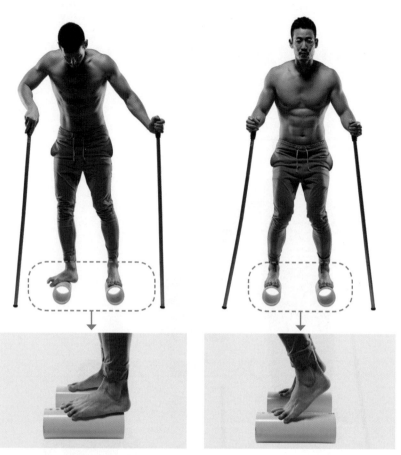

3 한 발은 파이프를 누르고 한 발씩 파이프와
직선이 되게 만든다.

4 양발 모두 파이프와 직선이 되게 만들어
중심을 잡고 뒤꿈치를 든다.

⚠️ **주의사항**
① 파이프에서 미끄러지지 않도록 한다.
② 지팡이를 몸 앞에서 넓게 잡는다.

✏️ **운동 효과 및 팁**
① 발바닥 근육이 활성화되고, 균형감각이
향상된다.
② 동작이 익숙해지면 눈을 감거나 눈을 뜬
상태로 중심을 잡으며 스쿼트를 실시한다.

⑪ 한발 서기(R, L)

3세트 | 40초 이상 | 1~2분 휴식

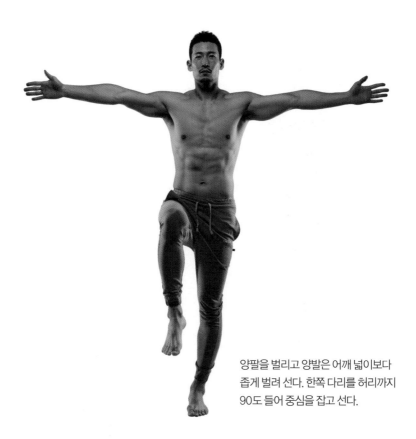

양팔을 벌리고 양발은 어깨 넓이보다
좁게 벌려 선다. 한쪽 다리를 허리까지
90도 들어 중심을 잡고 선다.

⚠ 주의사항

① 무릎은 허리까지 올린다.
② 지지하고 있는 다리의 무릎은 곧게 편다.
③ 몸통이 숙여지지 않도록 곧게 편다.

✎ 운동 효과 및 팁

① 균형감각이 발달되고 하지 및 코어
　근육의 안정성이 향상된다.
② 동작이 익숙해지면 양팔을 모으고
　눈을 감고 한다.

⑫ 한발 서서 터치하기(R, L)

3세트 | 7~10회 | 1~2분 휴식

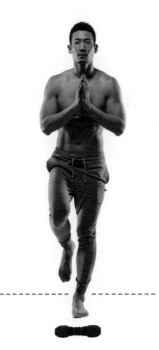

1 양손은 손바닥을 대고 모아서 가슴에 위치하고, 한 발을 들고 선다. 발을 중심으로 앞, 양옆으로 접시 콘을 둔다.

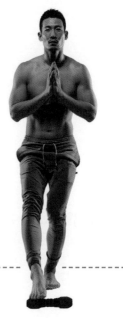

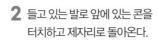

2 들고 있는 발로 앞에 있는 콘을 터치하고 제자리로 돌아온다.

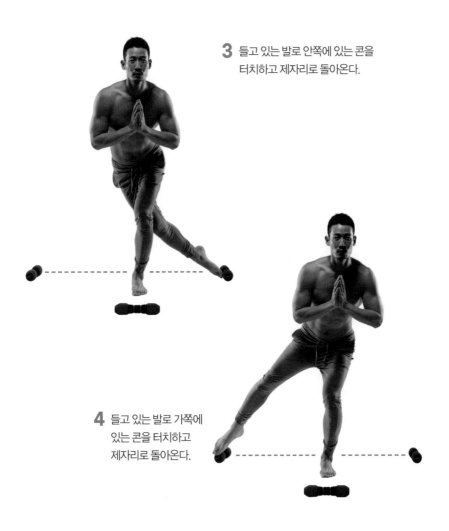

3 들고 있는 발로 안쪽에 있는 콘을
터치하고 제자리로 돌아온다.

4 들고 있는 발로 가쪽에
있는 콘을 터치하고
제자리로 돌아온다.

⚠️ **주의사항**
① 지지하고 있는 무릎 방향은 정면을
향한다.
② 콘의 위치는 몸의 중심을 잡으며 수행할
수 있을 정도로 설정한다.

✏️ **운동 효과 및 팁**
① 신체 밸런스 능력과 하지 근육의
안정성이 향상된다.
② 동작이 익숙해지면 눈을 감고
실시한다.

1. 운동 방향

① 어깨 통증을 위한 다리 운동 + 균형감각

네 번째 단계부터 어깨 통증과 기능 회복을 위해 다리 운동을 추가했다. '무슨 관계일까? 정말 효과가 있는 건가?' 의문이 들 수 있다.

균형감각 및 다리 운동을 포함한 이유는 첫째, 어깨 외에 다른 곳을 집중하기 위해서다. 우리가 일상생활을 할 때 불편한 곳이 있거나 신경 쓰이는 일이 있다면 거기에 집중하게 된다. 이 관심을 잠시 다른 곳으로 옮기려는 것이다. 계속 통증 부위를 의식하고 염려하는 것에서 벗어나 친구와의 대화나 운동, 취미생활 등 다른 활동을 통해 잊게 하는 방법이다. 마찬가지로 파이프에 올라가 중심을 잡다 보면 신경을 여기에 집중하게 되고, 자연스레 어깨에 대한 관심은 줄어 통증을 못 느낄 수도 있다.

둘째, 골반 근육이 견갑골 주변 근육을 도와준다. 쉽게 동의하기 어려울 수도 있다. 하지만 우리 몸이 관절과 관절, 근육과 근육이 서로 분리돼 있지 않다는 점을 생각하면 이해할 수 있다. 쉽게 설명하자면 골반 근육이 잘 움직여지고 힘을 잘 써야 팔을 움직이기 위한 견갑골 주변 근육이 잘 움직여진다. 연구에 따르면 투수가 페스트볼을 던지는 도중 양쪽 중둔근과 던지는 팔의 견갑골 움직임이 서로 관련이 있다고 밝혀졌다.

셋째, 어깨 통증이 있는 사람들은 균형감각이 떨어진다. 다리에 다양한 자극을 느끼는 센서가 있고, 이를 뇌로 이동하는 선로가 있다. 하지만 통증이 있는 사람들은 다리에 있는 센서가 자극을 느낀 후 뇌로 신호 전달이 잘 되지 않는다고 한다. 그렇다면 역으로 균형감각 운동을 바탕으로 신호 전달도 원활히 하고 제자리에 선 상태를 유지함으로써 다리와 골반 근육이 균형을 잘 유지할 수 있게 해 1석 2조의 효과를 볼 수 있다.

② 메트로놈

지금까지 운동 프로그램의 구성을 보면 평상시 아무 관련 없을 것 같은 도구나 운동 들이 포함돼 있다. 이번에도 역시 하나 추가됐다. 바로 메트로놈이다. 메트로놈은 음악의 템포를 나타내기 위해 사용하는 기계이다. 메트로놈 템포에 맞춰 운동을 하면 부상과 통증으로 인해 떨어졌던 고유수용감각과 같은 뇌의 기능을 회복하는 데 도움을 준다. 연구에 따르면 아킬레스건과 슬개골건에 염증과 질환을 일으키는 위험 요소 중 하나가 변화된 신경의 신호 전달 능력이다. 신호 전달 능력에 문제가 생기면 다리에서 뇌로 신호 전달이 잘 되지 않거나, 반대로 뇌에서 다리로 명령을 내릴 때 신호 전달이 잘 되지 않는다는 것이다. 신경생리학적 관점에서 청각과 같은 감각을 활용한 운동은 통증을 줄이고 기능을 회복하는 측면에서 효과적이다. 메트로놈을 이용한 운동 방법은 간단하다. 8박자로 설정해서 스쿼트를 한다면 4박자 템포에 맞춰 앉았다가 다시 4박자에 맞춰 일어나면 된다. 메트로놈은 어플을 다운받아 사용할 수 있다.

2. 운동 목표 및 정리

이번 단계에서는 하지 운동을 추가했다. 앞서 설명한 것처럼 다리 운동을 통해 어깨에 집중된 관심을 줄이고, 통증이 있는 사람들 대부분이 균

형감각 능력이 좋지 않다는 연구를 바탕으로 하체 밸런스 운동도 추가
했다. Phase3에서 플렉스바를 흔들면서 고유수용성감각기에 자극 신호
를 줬다면 Phase4에서는 청각(메트로놈) 신호를 활용한 리듬감 있는 움
직임을 만들도록 했다. 파이프 위에서 발을 움직이면서 중심을 잡고, 메
트로놈 소리에 맞춰 발을 움직여야 하기 때문에 신체의 협응력 향상에
도움이 된다.

Phase 4 움직임 회복 운동 체크리스트

기준	확인	비고
운동 중 불안감이 있다면 어느 정도인지 확인한다. (1 최소, 10 최고) 이때 불안감이 1이하여야 한다.		
만약 불안감으로 인해 팔의 완벽한 가동범위를 활용한 운동이 100% 움직임과 비교해 현재 어느 정도 수준인 지 확인한다.(90%)		
운동 중 통증 강도가 어느 정도인지 확인한다.(1 최소, 10 최고) 이때 통증이 1이하여야 한다.		
불안감으로 인해 팔의 완벽한 가동범위를 활용한 운동 이 어렵다면 100% 움직임과 비교해 현재 어느 정도 수 준인지 확인한다.(90%)		
Phase3과 비교했을 때 움직임의 속도가 더 빨라졌다.		
눈을 감고 모든 동작을 수행할 수 있다.		
운동 중 가벼운 터치(살짝 밀기) 시 중심이 흐트러지지 않는다.		

3. 조성준의 운동 과정과 스토리

'어깨가 아픈데 웬 다리 운동?' 하고 의문이 들 수 있다. 초딩도 이해할 수 있는 수준으로 설명해 보겠다.

내 자동차의 블랙박스는 4채널이다. 앞에만 촬영되는 게 아니라 앞뒤, 좌우 전부 녹화된다. 처음엔 1채널 블랙박스도 신기했는데 지금은 4채널이 나오는 시대가 됐다. 하지만 우리 뇌는 안타깝게도 거의 1채널에 가깝다고 한다. 일례로 당신이 주사를 맞을 때 주사를 잘 놓는 간호사는 찰싹찰싹 두어 번 토닥이고 바늘을 찌른다. 마사지를 잘하는 테라피스트는 타깃 부위의 통증을 느끼지 못하게 하기 위해 다른 곳을 꽉 잡아서 그쪽으로 통증이 느껴지게 하고 마사지를 한다.

지금 당신의 양쪽 허벅지를 적당히 아프게 꼬집고 한쪽만 꼬집는 강도를 올려 본다. 처음에는 양쪽이 동일하게 아팠다가 지금은 강하게 꼬집은 쪽만 느껴질 것이다. 또한 운동할 때 만세 동작에서 통증을 느낀다고 가정하자. 같은 동작을 지시하고 손가락을 튕겨 '여기 보세요'라는 멘트로 시선을 돌려 본다. 올바르지 않은 동작으로 올라가던 만세 자세가 본인도 모르게 제대로 올라가고 있을 것이다.

우리 몸은 여러 가지 근육이 동시에 움직여져야 하나의 동작이 만들어진다. 어깨가 아프다는 트라우마에 오랜 기간 지내다 보면 동작을 하는 내내 어깨만 신경 쓰게 된다. 이때 집중해야 하는 부위를 분산시키는 게 이번 운동의 핵심 목적이다. 우리 몸은 모두 근막으로 연결돼 있다. 그래서 하나의 운동 동작을 하더라도 전신 근육이 각자 자기 위치에서 역할을 해야 하는데 어깨의 움직임은 돌아왔으니 트라우마를 지우는 작업

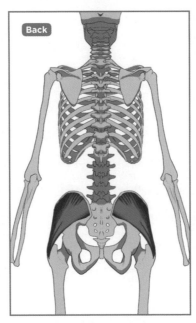

중둔근
중심을 잡고 서거나 걸을 때 주로 사용
되는 고관절 바깥쪽 엉덩이 근육

정도로 판단하면 된다. 밸런스를 잡는 중둔근의 기능을 강화하기 위해
밸런스에 집중하게 해 원래 기능을 할 수 있는 어깨는 트라우마를 지워
가는 방법이다.

매트로놈의 활용은 조금 더 강도를 높여 리듬에 맞춰 몸의 밸런스를 잡
고, 반응하는 능력을 끌어올리는 방법으로 '건강하고 온전한 움직임'이
라는 최종 목표로 가는 단계이다.

Phase 5 다섯 번째 운동 - 파워 운동

운동	세트	횟수	휴식	비고
준비 운동				
① 복식호흡	1세트	5~10분	30초~1분	
② 파이프에서 발바닥 밀기1	1~2세트	10~15회	30초~1분	
③ 파이프에서 발바닥 밀기2	1~2세트	10~15회	30초~1분	
④ 런지 자세에서 흉추 회전	1~2세트	15회	30초~1분	
⑤ 한 다리 짐볼 위에 올리고 몸통 돌리기	1~2세트	15회	30초~1분	
⑥ 윈드밀(R, L)	1~2세트	10~15회	30초~1분	
⑦ 암바(R, L)	1~2세트	10~15회	30초~1분	
⑧ 터키쉬 겟업(R, L)	1~2세트	5회	30초~1분	
본 운동				
⑨ 파이프에서 중심 잡기	3세트	30초~1분	1~2분	메트로놈
⑩ 파이프에서 중심 잡고 뒤꿈치 들기	3세트	30초~1분	1~2분	메트로놈
⑪ 한 발 서기	3세트	40초	1~2분	메트로놈
⑫ 한 발 서서 터치하기	3세트	10~15회	1~2분	메트로놈
⑬ 힐 업 스쿼트 볼 밀기(수직, 대각선, 수평)	3세트	10~15회	1~2분	메트로놈
⑭ 푸쉬업(좁게, 보통, 넓게)	3세트	10~15회	1~2분	
⑮ 푸쉬업 점프	3세트	10회	1~3분	
⑯ 벤트오버 볼 던지고 잡기	3세트	10회	1~3분	
⑰ 양손 공 던지고 받기	3세트	10회	1~3분	
⑱ 한 손 공 던지고 받기	3세트	10회	1~3분	
마무리 운동				
⑲ 움직임 회복 운동	움직임 회복 운동1~10 1세트 / 10회 (두 번째 운동 첫 장 참조)			

⑥ 윈드밀(R, L)

1~2세트 | 10~15회 | 30초~1분 휴식

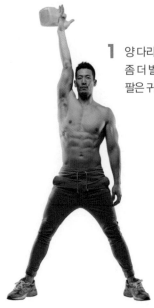

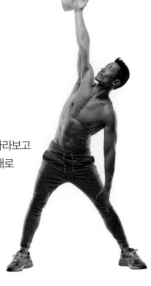

1 양 다리는 어깨 넓이보다 좀 더 벌리고, 물통을 잡은 팔은 귀 옆에 붙인다.

2 시선은 물통을 바라보고 다른 한 팔은 아래로 내린다.

3 골반을 사선 방향으로 밀어 주며 아래로 내려가 손을 바닥에 대고 처음 자세로 돌아온다.

⚠️ 주의사항

① 최종 자세에서 옆구리가 굽어지지 않도록 한다.
② 팔은 늘 어깨와 수직을 이루고 시선은 팔을 바라본다.

✏️ 운동 효과 및 팁

① 어깨 가동성과 안정성이 향상된다.
② 동작이 익숙해지면 눈을 감고 실시한다.
③ 가벼운 무게가 편해지면 무게를 조절해 강도를 올린다.

⑦ 암바(R, L)

1~2세트 | 10~15회 | 30초~1분 휴식

1 자리에 누워 한 팔은 귀 옆에, 다른 한 팔은 물통을
잡고 어깨 높이로 든다.

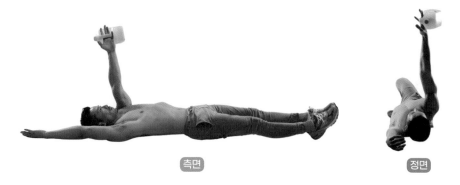

측면   정면

2 물통을 잡고 있는 쪽 다리를 반대편으로 넘긴다.

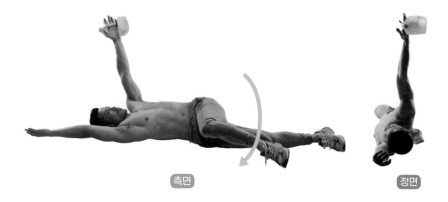

측면   정면

3 다리가 넘어가면서 몸통도 자연스럽게 넘기고, 머리는 팔에 받친다.

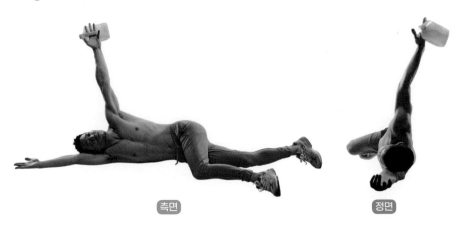

측면

정면

4 머리를 받치고 있는 팔은 계속 어깨와 수직을 유지하고, 넘긴 다리의 골반은 바닥에 가깝게 눌러 준다. 물통을 들고 있는 팔은 천장 쪽으로 뻗으며 작은 원을 그린다.

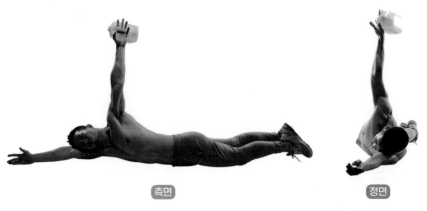

측면

정면

⚠ 주의사항
① 팔은 계속 어깨와 수직을 이루고, 어깨보다 뒤로 넘어가지 않도록 한다.
② 머리는 지면에 붙어 있는 팔에 기댄다.
③ 팔을 돌릴 때 통증이 있다면 돌리지 않고 일직선으로 뻗기만 한다.

✐ 운동 효과 및 팁
① 어깨 가동성과 안정성이 향상된다.
② 가벼운 무게가 편해지면 무게를 조절해 강도를 올린다.

⑧ 터키쉬 겟업(R, L)

1~2세트 | 5회 | 30초~1분 휴식

1 새우잠 자듯이 몸을 옆으로 뉘어
양팔로 물통을 잡는다.

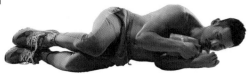

2 무릎은 구부리고, 한 손에 물통을
끼어 가슴 옆에 둔다.

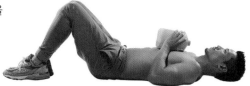

3 한 다리는 굽히고, 한 다리는
사선으로 벌려 뻗는다. 물통을 들고
있는 팔은 어깨 높이만큼 올린다.

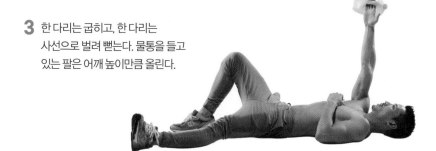

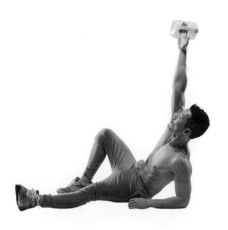 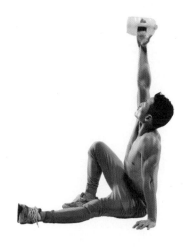

4 복부 힘을 이용해 상체를 일으켜 팔을
귀 옆에 붙이고, 반대 팔꿈치는 바닥을
지지한다.

5 시선은 계속 물통을 바라보고 팔은
일자로 곧게 편다. 지지하고 있는
어깨도 곧게 편다.

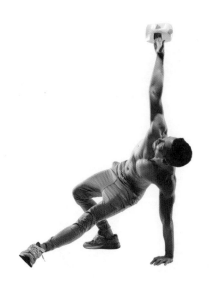 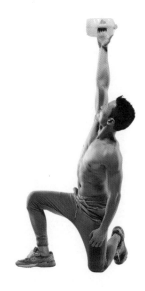

6 팔은 어깨와 수직을 유지하고 엉덩이를 들어
다리와 몸통 라인이 사선이 되게 만든다.

7 쭉 뻗은 다리는 바닥을 지지하고 있는 손
뒤로 이동해 무릎을 받히고 손은 뗀다.

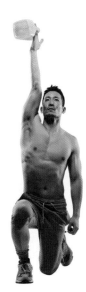

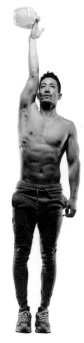

8 발바닥이 닿고 있는 발을 반대 무릎 앞으로 옮겨 런지 자세를 만든다. 이때 시선은 정면을 본다.

9 앞으로 굽힌 다리의 힘으로 제자리에 서고, 무릎을 바닥에 댄 다리는 앞으로 이동해 나란히 선다. 지금의 역순으로 처음 자세로 돌아간다.

⚠ 주의사항
① 팔은 떨어지지 않게 위로 계속 뻗는다.
② 정확한 동작을 위해 천천히 실시한다.

🗡 운동 효과 및 팁
① 상지와 하지의 협응력과 균형감각이 향상되고, 팔을 뻗고 있으므로 어깨의 안정화도 향상된다.
② 물통을 잡은 손 위에 신발을 올려 중심을 잡으면서 실시한다.

⑬ 힐 업 스쿼트 볼 밀기(수직, 대각선, 수평)

3세트 | 10~15회 | 1~2분 휴식

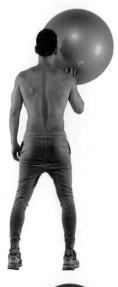

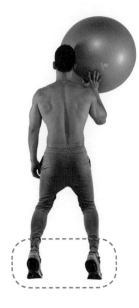

1 다리를 벌리고 서서 벽에 짐볼을 대고 한 손으로 누른다.

2 무릎을 굽힌 동시에 뒤꿈치를 들어 준다.

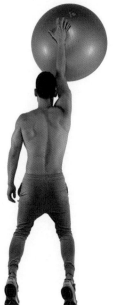

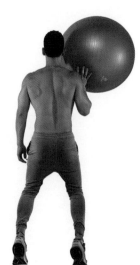

3 공을 누르고 있는 팔이 귀 옆에 붙을 때까지 민다.

4 위로 민 팔을 제자리로 돌아온다.

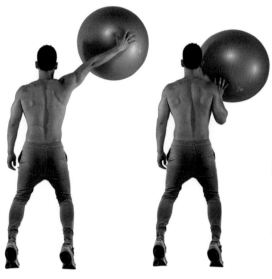

5 짐볼을 사선 방향으로
민다.

6 사선으로 민 팔을
제자리로 돌아온다.

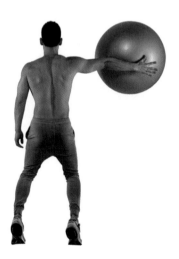
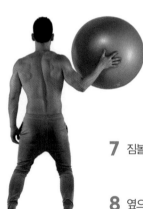

7 짐볼을 옆으로 민다.

8 옆으로 민 팔을
제자리로 돌아온다.

⚠️ **주의사항**
① 메트로놈 박자에 맞춰 손을 움직인다.
② 들고 있는 뒤꿈치가 바닥에 떨어지지
　않도록 한다.

✏️ **운동 효과 및 팁**
① 청각(메트로놈)을 활용한 운동은 뇌
　기능을 활성화시킨다.
② 하지의 밸런스 및 골반 근육의 안정화
　능력이 향상된다.

⑮ 푸쉬업 점프

3세트 | 10회 | 1~3분 휴식

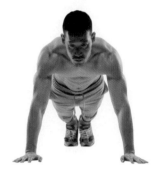

1 양팔을 어깨 넓이로 벌려 푸쉬업 자세를 취한다.

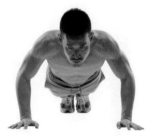

2 팔꿈치를 벌리지 말고 아래로 그대로 내려간다.

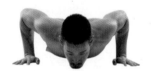

3 가슴이 바닥에 닿도록 내려간다.

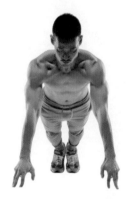

4 팔을 빠르게 밀어 내면서 바닥에서 몸을 띄우고 3번 자세로 돌아온다.

⚠️ 주의사항

① 가슴을 바닥으로 내릴 때 팔꿈치가 벌어지지 않도록 한다.
② 푸쉬업 점프 후 바닥에 착지 시 리듬을 맞춘다.

✏️ 운동 효과 및 팁

① 가슴과 등 근육의 힘이 향상된다.
② 동작이 익숙해지면 점프를 높게 한다.

⑯ 벤트오버 볼 던지고 잡기

3세트 | 10회 | 1~3분 휴식

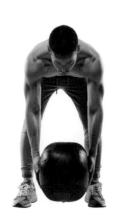
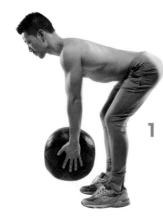

1 다리를 어깨 넓이로 벌리고 엉덩이를 뒤로 빼며 허리를 수평으로 만든 다음 약간 무거운 공(5kg)을 든다.

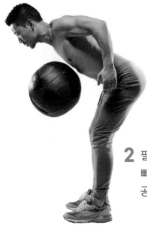

2 팔꿈치를 뒤로 빼면서 공을 공중에 띄운다.

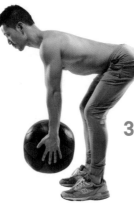

3 바닥에 공이 닿기 전에 손으로 다시 잡아 2번 동작으로 돌아간다.

⚠️ **주의사항**
① 등이 굽지 않도록 한다.
② 공을 바닥에 떨어트리지 않는다.

✏️ **운동 효과 및 팁**
① 가슴과 등 근육의 힘이 향상된다.
② 동작이 익숙해지면 좀 더 무거운 공을 사용한다.

⑰ 양손 공 던지고 받기

3세트 | 10회 | 1~3분 휴식

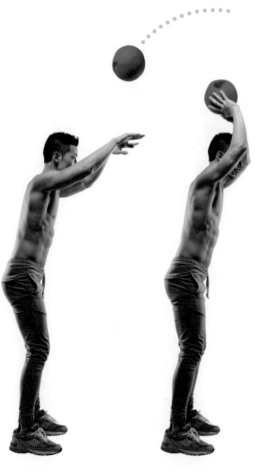
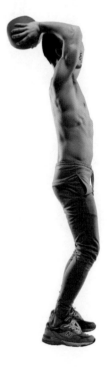

1 양 다리를 벌리고
양손으로 날아오는 공을
받을 준비를 한다.

2 머리 위에서 공을
받는다.

3 공의 속도를 줄이면서
머리 뒤로 넘긴다.

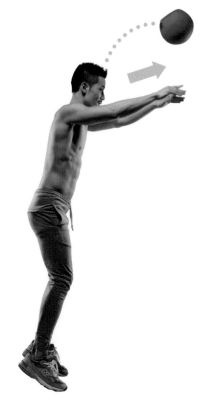
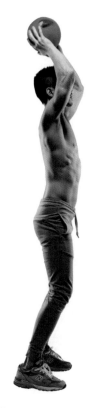

4 공을 앞으로 던지면서 팔도
가볍게 앞으로 던진다.

5 다시 앞으로 이동하며
공을 던진다.

⚠ 주의사항

① 날아오는 공을 놓치지 않도록 한다.
② 시선은 공을 바라본다.
③ 팔이 너무 뒤로 넘어가지 않도록 한다.

✎ 운동 효과 및 팁

① 어깨 주변 근육의 힘이 향상된다.
② 공을 받고 던질 때 팔의 속도가
느려지면 공의 무게를 낮춘다.

⑱ 한 손 공 던지고 받기

3세트 | 10회 | 1~3분 휴식

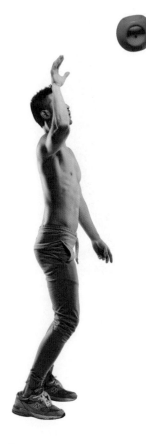 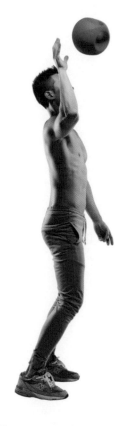 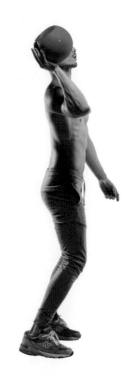

1 날아오는 공을 바라보고
손을 올린다.

2 공의 낙하지점을
확인한다.

3 공이 손에서 떨어지지
않도록 받는다.

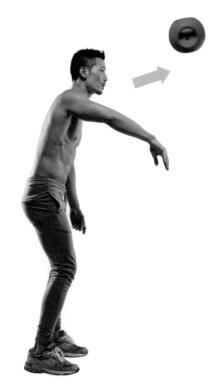

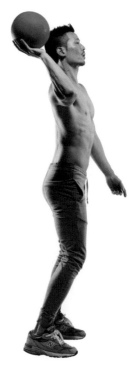

4 젖힌 다음 다시 공을
앞으로 던진다.

5 공의 속도를 줄이기 위해
팔을 뒤로 젖혀서 받는다.

<table>
<tr><td>

⚠ **주의사항**
① 날아오는 공을 놓치지 않도록 한다.
② 시선은 공을 바라본다.
③ 팔이 너무 뒤로 넘어가지 않도록 한다.

</td><td>

✏ **운동 효과 및 팁**
① 어깨 주변 근육의 힘이 향상된다.
② 공을 받고 던질 때 팔의 속도가
　느려지면 공의 무게를 낮춘다.

</td></tr>
</table>

1. 운동 방향

다양한 운동법과 이론을 적용하면서 재활의 끝은 파워 운동이라고 생각했다. 파워 운동은 무엇일까? 많은 사람들이 근력과 파워를 동일하게 생각한다. 하지만 이 둘은 의미가 조금 다르다. 쉽게 정리하면 근력이 근육에서 힘을 만드는 능력이라면, 파워는 여기에 시간이 더해져 빠르게 근육의 힘을 만드는 능력이라고 볼 수 있다. 예를 들면 스쿼트를 할 때 3초에 한 번의 동작을 완성했다면 근력 운동, 1초에 한 번의 동작을 완성하면 파워 운동이라고 할 수 있다. 동작을 빠르게 수행하는 게 훨씬 어렵다. 예를 들어 밥을 먹을 때 빨리 먹는 것과 천천히 먹는 것을 비교하면 천천히 먹을 때는 식탁에 음식을 잘 흘리지 않지만, 빨리 먹을 때는 젓가락, 숟가락을 빠르게 움직이면서 흘리는 경우가 많아진다. 이 말은 훨씬 컨트롤하기 어렵다는 말이다. 즉, 빠른 속도의 운동은 훨씬 더 정교한 움직임을 요구한다. 파워 운동을 어려움 없이 수행한다면 어떤 움직임을 하든 정교하게 몸을 활용한다는 뜻이다.

2. 운동 목표 및 정리

재활 운동을 마무리할 시간이 왔음을 본능적으로 느꼈다. 더 이상 나의 도움이 아닌 조성준 혼자 스스로 할 수 있다는 확신이 들었다. 움직임 회복 운동은 이제 전혀 통증이 없었고 원하는 수준에 도달했으며 파워 운동 역시 통증이 거의 없었다. 그럼에도 약 한 달 이상 지속한 이유는 유지가 되는지 확인해야 하기 때문이다. 한두 번 괜찮다 해서 마무리했다가 다시 탈이 날 수도 있다. 돌다리도 두들겨 가는 심정으로 다시 문제가 발생할 여지가 없는지 확인하며 진행했다. 때때로 조성준은 약간의 불편함과 통증을 호소한 적도 있다. 하지만 앞에 언급했던 자체 평가법을 운동 전 그리고 운동 후에 항상 체크하며 본인의 컨디션을 확인했기 때문에 약간의 불편함과 통증은 문제 되지 않았다.

3. 조성준의 운동 과정과 스토리

선생님들과의 수업을 끝내고 싶지 않았다. 평생 누군가를 가르치는 일에 익숙했지, 누군가에게 가르침을 받는 일은 드물었다. 그런데 재활 운동을 하면 할수록 선생님께 배우고 재활 운동을 따르는 게 마음이 편해졌다. 무엇보다 믿음이 깔려 있어서 더욱 그랬던 것 같다. 어쨌든 선생님들의 당시 판단은 충분히 하산해도 좋다는 결론이었다. 지금은 하산한 지 1년이 지났다.

선생님들의 마지막 목표는 하나씩 하나씩 학습했던 능력을 조화롭게 만드는 일이었다.

영상 제작을 예로 들면 편집을 하려면 소스가 있어야 한다. 원본인 촬영본 말이다. 촬영의 구도나 카메라의 성능, 조명, 카메라의 세팅값, 앵글 등 기본적인 촬영이 별로면 아무리 좋은 편집 프로그램과 재료가 있어도 멋진 영상을 만들 수 없다. 반대로 원본이 좋아도 편집 기술이나 재료가 부족하면 영상미를 살릴 수 없다. 좋은 영상에 적절한 음악도 필요하다. 결국 영상은 수십 수백 명의 각 분야의 전문가들이 자기 몫을 함으로써 완성된다.

재활 운동을 하면서 '세상 만사가 비슷한 맥락으로 흘러가는구나'라고 새삼 느꼈다.

·12·

어깨 통증으로
고생하는 사람들에게

세상에는 타고난 천재와 노력형 천재 두 가지 유형의 천재가 있다고 한다.

강의에서 타고난 천재에게 질문을 던진다.

"○○○이 안 되는데, ○○○의 경우에 어떻게 연습하는 게 도움이 되나요?"

타고난 천재의 대답은 "○○○? 그게… 안 돼? 왜 안 되죠?"

강의에서 노력형 천재에게 같은 질문을 던진다. 노력형 천재의 머릿속에는 본인이 노력했던 과정들이 주마등처럼 스쳐 지나간다. 그는 다시 질문자에게 묻는다.

"○○○를 하려고 어디까지 노력해 봤고, 어디까지 이뤄 놓은 상태를 말씀하시는 건가요?"

그러고는 본인의 경험을 추적해 그 시점에 본인이 했던 과거의 노력과 경험을 일목요연하게 정리해 이야기한다.

"물론 모든 케이스에 적용되지는 않겠지만. 저의 경우에는 그러했습니다."라는 겸손한 마무리 멘트와 함께 말이다.

내 인생은 늘 뭐 하나 하는 데도 남들 두세 배의 노력이 들어가곤 했다. 물론 다른 이들의 인생을 자세히 알지는 못하기 때문에 정확하지는 않으나 '다른 사람들은 이 정도 하면 된다던데 왜 나는 한참 더 한 거 같은데 안 될까?'라고 생각했다. 내가 내린 결론은 이렇다.

'이렇게 가든 저렇게 가든 가기만 하면 되는 거야. 물론 남들보다 빨리 가면 좋겠지만 어쩌겠어. 내 팔자가 이런 걸.'

이렇게 인정하게 된 남다른 이유가 있다. 나는 누구보다 '과정', '스토리'를 중요하게 생각한다. 쉽게 가면 과정 없이 결론으로 바로 갈 테니 시간은 중요하지 않다. 언젠가부터 누군가의 업적을 볼 때 결과보다 과정을 본다. 물론 결과 없는 과정은 의미가 없지만 같은 결과일 때 그 과정은 상당히 중요하다.

19살 때부터 운동을 했다. 가난하게 운동을 배웠고, 24세부터 정식으로 트레이너 생활을 시작하며 승승장구했다. 28세에 스스로 파고 들어간 '홈 트레이닝과 맨몸 운동'이라는 세계. 그리고 나름 국내에선 시조새로 불리며 앞만 보고 달려가던 중 36세에 찾아온 치명적인 부상. 나는 그 부상이라는 놈을 깨부수기 위해 남들의 두 배라는 시간이 걸렸다. 하지만 운동을 가르치는 사람의 입장에서 본인이 스스로 '죽을 만큼 아파

봤다'는 건 엄청난 무기가 될 거라고 확신한다.

석사과정 지도 교수님이 강하게 주장하는 말씀이 있다.
'이론을 앞서는 운동은 없다'
부인할 수는 없다. 하지만 나는 '운동이 있어야 하기에 이론이 필요하다'고 생각한다. 이론은 알지만 운동을 모른다면 운동을 배우고자 하는 사람은 당신을 100% 믿을 수 없다. 당신을 증명하려는 노력을 해야 한다는 말이다. 운동을 먼저 접한 뒤 만난 이론은 운동을 더 고급스럽게 만들어 줄 것이다.

내 몸은 어느 누구라도 인정할 만큼 열심히 경험해 보았다. 부상이라는 엄청난 마이너스 요소가 찾아왔고 그대로 결론이 날 수 있던 사건을 더 막강한 플러스로 바꾸었다. 그 과정에서 겪은 나의 경험치는 앞으로도 많은 이들의 멘탈을 견인해 줄 훌륭한 도구가 될 것이라고 생각한다.

이 책의 제목 《닥치고 데스런 어깨 리부트》는 앞에서 했던 재교육과 실전 투입, 여기서 끝나는 거라고 생각하면 큰 오산이다. 구조적으로 한 번 부서진 것은 평생을 안고 가야 한다. 그렇다면 이제 머릿속에 안 아프던 어깨가 다시 아파 오면 왜 아플지 만져 보고 느껴 보며 '아 지금 내 위팔뼈를 어떤 근육이 강하게 당기고 있구나. 이쪽 근육의 톤이 높구나. 여기 근육의 스위치가 꺼져 있구나.' 등등의 판단을 스스로 어느 정도는 할 줄 알아야 한다. 그것은 단순히 이 책을 읽었다고 해서 할 수 있는 건 아니다.

운동을 하며 아픈 날과 안 아픈 날의 비중을 비교하고, 안 아픈 날의 비중이 높아질 때쯤 '이럴 때 내가 아프거나 불편하고, 이럴 때 편안하구나'라는 판단과 조절을 할 수 있어야 한다.

예를 들면 나는 어느 일요일 아침 10시 30분부터 저녁 7시까지 밥 먹는 시간만 빼고 차 한 대를 거의 새 차로 만들었다. 4년을 탄 아내의 차를 새 차처럼 외장 광택을 내 주고 싶어서였다. 점차 어깨가 아프기 시작했다. 하지만 당황하지 않는다. 찌르는 통증이라기보다 상부승모의 톤이 올라가고, 계속 무거운 것을 들고 있었기에 톤이 올라간 부위 역시 뻔하다. 예상한 일이기에 전혀 당황하지 않는다. 일을 마치고 뜨거운 물에 몸을 담군다. 1차로 온몸의 긴장도를 낮추고, 저녁을 먹은 후 누워서 복식호흡을 5분 정도 한다. 몸에 톤이 올라가 있을 때는 확실히 횡경막이 타이트한 것을 느낀다. 복식호흡 자체가 빽빽하다는 느낌을 받는다. 허리에 라크로스볼을 깔고 부위를 조금씩 옮기며 10분 정도 누워서 허리에 긴장도를 낮춘다. 누워서 소흉근과 대흉근을 동시에 만지며 마사지한다. 그리고 다시 앉아서 상부승모근을 잡아 마사지한다. 말랑말랑하고 유연한 근육이 힘을 쓴다. 이 책에서 알려 주는 방식대로 촉진을 해 보고 딱딱하거나 통증이 느껴지는 부위가 있다면 위와 같은 방법으로 톤을 낮춰 보자. 긴장된 근육의 톤을 빼 준 뒤에 통증이 없고 가벼워지면 당신은 선택권이 없다. 그냥 무조건 해야 하는 거다. 바로바로 통증을 풀어 주지 않고 쌓이면 움직임의 패턴이 바뀌고, 오랜 기간 운동해야 하는 정도에 이르면 다시 삶의 질은 바닥을 칠 것이다. 운동은 선택이 아니다. 무조건 해야 한다.

부록

—

자가 마사지 및
스트레칭

① 소흉근 마사지

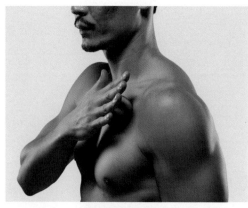

1 먼저 소흉근의 위치를 찾는다. 쇄골에서 어깨 쪽으로 손을 이동하면 끝 지점에 도달하기 전 가슴 방향으로 볼록 튀어 나온 곳이 있다.

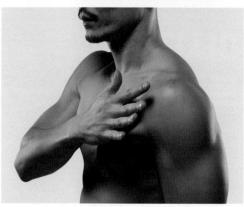

2 위치한 곳에 공을 올려 두고 가볍게 문지른다.

⚠️ **주의사항**

① 팔로 내려가는 신경이 많아 공으로 강하게 문지르지 않는다.
② 팔에 찌릿한 느낌이 든다면 중단한다.

✏️ **운동 효과 및 팁**

① 소흉근의 긴장을 이완할 수 있다.
② 라크로스볼이 없다면 테니스공으로 대체한다.

② 광배근 스트레칭

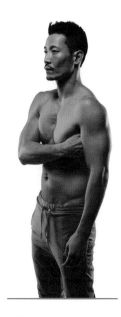 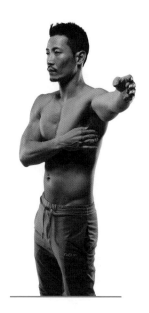 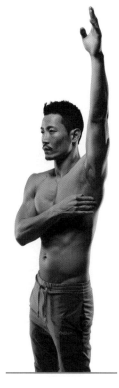

1 명치끝에서 몸통의
바깥 부분을 손으로
가볍게 누른다.

2 반대 팔은 옆으로
벌리며 올린다.

3 벌린 팔을 귀 옆에 붙이고,
손은 가볍게 눌러 피부를
아래로 당긴다.

⚠️ **주의사항**
① 불편함을 느낄 정도로
압박하지 않는다.

✏️ **운동 효과 및 팁**
① 광배근의 긴장감을 풀어 준다.
② 처음 압박한 주변을 번갈아 가며 눌러 준다.

③ 견갑하근 마사지

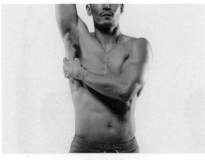

1 팔을 들고 겨드랑이 안쪽으로 손을 집어넣은 후 팔을 내린다.

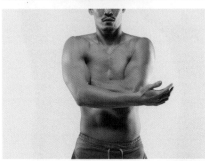

2 팔을 내리고 내회전한 상태를 유지한다.

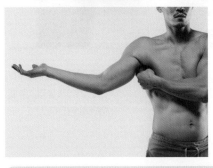

3 한 손은 계속 압박하며 내린 팔은 외회전한다.

⚠ 주의사항
① 불편함을 느낄 정도로 압박하지 않는다.

✎ 운동 효과 및 팁
① 견갑하근의 긴장감을 풀어 준다.
② 처음 압박한 주변을 번갈아 가며 눌러 준다.

④ 이두근 스트레칭

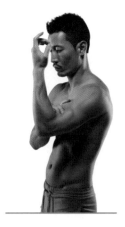

1 손바닥은 하늘을 본 상태로 팔을 굽힌 후 팔꿈치와 어깨 사이를 반대 손으로 가볍게 압박한다.

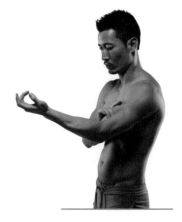

2 팔꿈치를 아래로 내림과 동시에 눌러 주는 손의 방향은 손바닥의 방향과 반대 방향인 위로 가볍게 올리며 압박한다.

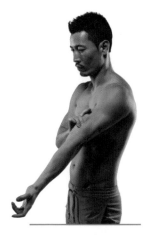

3 압박할 때 팔꿈치와 어깨 사이 다양한 위치를 손으로 압박한다.

⚠️ 주의사항
① 불편함을 느낄 정도로 압박하지 않는다.

✏️ 운동 효과 및 팁
① 상완이두근의 긴장감을 풀어 준다.
② 처음 압박한 주변을 번갈아 가며 눌러 준다.

⑤ 상승모근 마사지

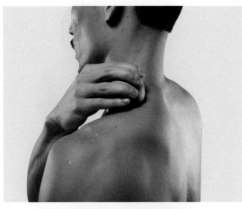

1 어깨의 수평선과 목의
수직선이 만나는 곳에 공을
올린다.

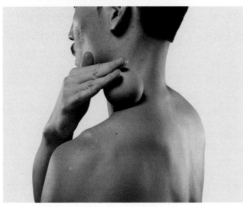

2 한 손으로 공을 약하게
압박하며 굴린다.

⚠ 주의사항
① 불편함을 느낄 정도로
압박하지 않는다.

🖊 운동 효과 및 팁
① 상승모근의 긴장감을 풀어 준다.
② 라크로스볼이 없다면 테니스공으로 대체한다.

⑥ 대흉근 스트레칭

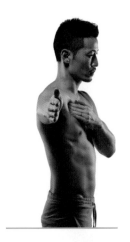

1 한쪽 팔은 옆으로 벌리고, 가슴 중앙에 있는 뼈와 어깨 사이를 손으로 가볍게 압박한다.

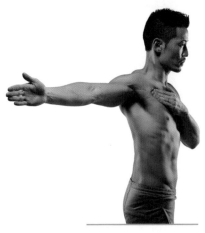

2 팔을 벌림과 동시에 손을 가슴 중앙 뼈 방향으로 가볍게 당긴다.

⚠ 주의사항
① 불편함을 느낄 정도로 압박하지 않는다.

🖊 운동 효과 및 팁
① 광배근의 긴장감을 풀어 준다.
② 처음 압박한 주변을 번갈아 가며 눌러 준다.

⑦ 목 스트레칭 1

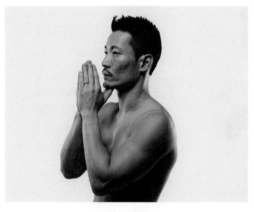

1 시선은 앞을 보고
양손을 합장한 상태에서
엄지손가락은 턱을 받힌다.

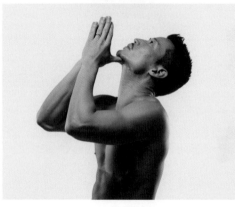

2 엄지손가락은 턱을 밀어
목을 펴 주고, 목은 아래
방향으로 굽히면서 힘을
줘 실제 목은 움직이지
않지만 목의 앞부분에 힘이
들어가는 것을 느낀다.

⚠ 주의사항
① 목이 펴지는 한계점을 지나 불편감이
    느껴질 정도로 펴지 않는다.
② 힘을 준 상태에서 어느 방향으로든 목이
    이동해서는 안 된다.
③ 과도한 힘을 주지 않는다.

✎ 운동 효과 및 팁
① 흉쇄유돌근의 긴장도를 낮춰 준다.

⑧ 목 스트레칭 2

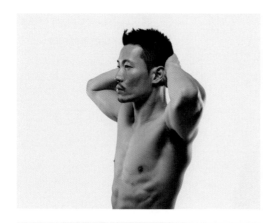

1 시선은 정면을 보고 양손은 머리 뒤를 받힌다.

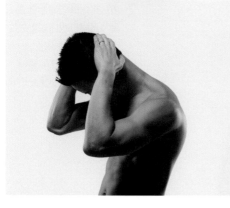

2 목을 굽힌 상태에서 양손은 머리를 눌러 목을 누르고, 목은 위로 펴면서 힘을 줘 실제 목은 움직이지 않지만 목의 뒷부분에 힘이 들어가는 것을 느낀다.

⚠ **주의사항**

① 목이 펴지는 한계점을 지나 불편감이 느껴질 정도로 펴지 않는다.
② 힘을 준 상태에서 어느 방향으로든 목이 이동해서는 안 된다.
③ 과도한 힘을 주지 않는다.

✏ **운동 효과 및 팁**

① 후두하근, 상승모근, 견갑거근의 긴장도를 낮춰 준다.

⑨ 목 스트레칭 3

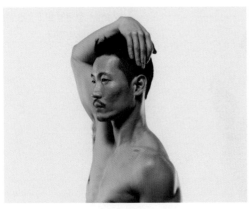

1 시선은 정면을 보고 한 손은 반대 머리 옆에 댄다.

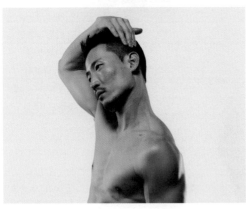

2 손으로 머리 옆을 누르고, 목은 굽혀진 반대 방향으로 힘을 주어 실제 목은 움직이지 않지만 목 옆에 힘이 들어가는 것을 느낀다.

⚠ 주의사항
① 목이 펴지는 한계점을 지나 불편감이 느껴질 정도로 펴지 않는다.
② 힘을 준 상태에서 어느 방향으로든 목이 이동해서는 안 된다.
③ 과도한 힘을 주지 않는다.

✏ 운동 효과 및 팁
① 사각근, 견갑거근, 상부승모근의 긴장도를 낮춰 준다.

⑩ 목 스트레칭 4

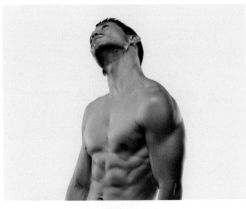

1 목을 옆으로 살짝 돌려 턱끝이
하늘을 향하게 한다.

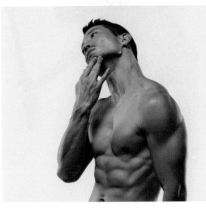

2 한 손은 턱끝을 잡고 위로
올리고 목은 아래로 힘을
주어 실제 목은 움직이지
않지만 목 옆에 힘이
들어가는 것을 느낀다.

⚠ 주의사항

① 목이 펴지는 한계점을 지나 불편감이
　느껴질 정도로 펴지 않는다.
② 힘을 준 상태에서 어느 방향으로든 목이
　이동해서는 안 된다.
③ 과도한 힘을 주지 않는다.

✏ 운동 효과 및 팁

① 흉쇄유돌근의 긴장도를 낮춰 준다.

⑪ 요방형근 스트레칭

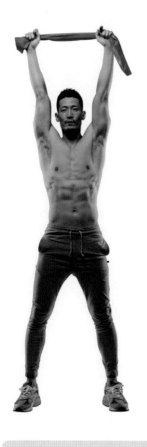

1 시선은 정면을 본 상태에서 밴드를 잡고
양팔을 위로 든다.

2 무릎을 굽히지 않고 골반을 옆으로 빼면서
몸통을 옆으로 굽혔다 제자리로 돌아온다.

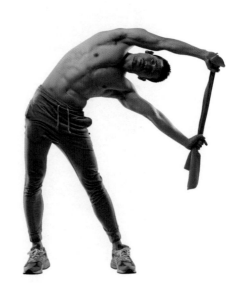

⚠ 주의사항
① 무릎을 굽히지 않는다.
② 몸을 과도하게 굽히지
않는다.

✏ 운동 효과 및 팁
① 마지막 갈비뼈와 골반뼈를 세로로 이어 주는
요방형근을 이완하는 스트레칭이다.
② 몸을 옆으로 굽혔을 때 옆구리가 당기는지 확인한다.

⑫ 종아리 스트레칭 (마무리 운동)

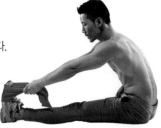

1 양발에 밴드를 걸어 준다.

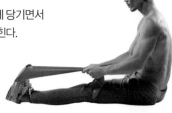

2 밴드를 걸고 팽팽하게 당기면서
발목을 몸 쪽으로 굽힌다.

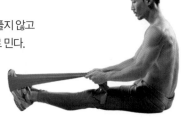

3 밴드의 긴장감을 풀지 않고
발목을 아래쪽으로 민다.

⚠ 주의사항
① 밴드가 느슨해지지
않도록 팽팽하게
유지한다.

✏ 운동 효과 및 팁
① 종아리 근육을 이완하는 스트레칭이다.
② 발목은 보통 몸 쪽으로 당겨지는 움직임이 제한되므로
아래로 밀었다가 당길 때 밴드를 좀 더 몸 쪽으로 당겨
발목이 굽혀지도록 한다.

⑬ 햄스트링 스트레칭

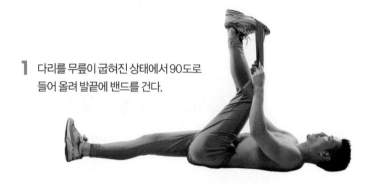

1 다리를 무릎이 굽혀진 상태에서 90도로 들어 올려 발끝에 밴드를 건다.

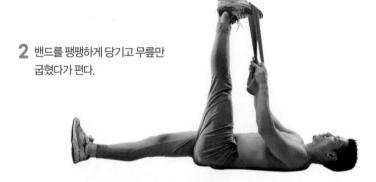

2 밴드를 팽팽하게 당기고 무릎만 굽혔다가 편다.

⚠ 주의사항

① 다리를 90도 들어 올릴 때 햄스트링의 당김이 심하다면 약간 아래로 내린다.

✏ 운동 효과 및 팁

① 햄스트링 근육을 이완하는 스트레칭이다.
② 무릎을 굽힐 때 밴드를 좀 더 당긴다.
③ 무릎을 굽혔다 펴는 속도를 약간 빠르게 한다.

⑭ 대퇴사두근 스트레칭

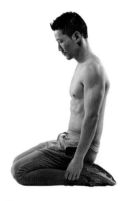

1 바닥에 무릎을 꿇고 앉는다.

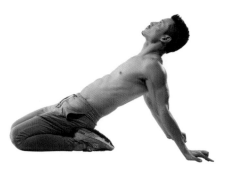

2 양손은 다리 뒤 바닥에 댄다.

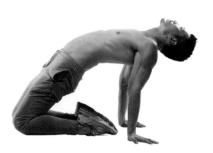

3 엉덩이를 들고 허벅지 앞을 펴 주며
몸통을 뒤로 젖힌다.

⚠ **주의사항**

① 무릎이 불편한 사람은 이 동작을 하지
  않는다.
② 허리를 꺾지 않는다.
③ 한 번에 엉덩이를 높게 들지 않는다..

✏ **운동 효과 및 팁**

① 다리 앞쪽 대퇴사두근을 이완하는
  스트레칭이다.
② 엉덩이를 들 때 다리 앞쪽 당김이 심하다면
  살짝 들고, 익숙해지면 높게 든다.

⑮ 장요근 스트레칭

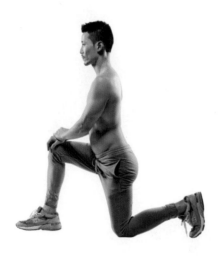

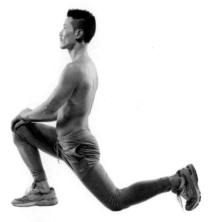

1 무릎 앉은 자세에서 양손은
무릎을 잡는다.

2 양발은 고정하고 무릎은 앞으로 밀어
반대 다리 고관절 앞이 늘어나도록 한다.

⚠️ **주의사항**

① 무릎을 과도하게 앞으로 밀지 않는다.

② 무릎을 밀 때 허리를 젖히지 않는다.

✏️ **운동 효과 및 팁**

① 허리와 고관절 앞을 이어 주는 장요근을
이완하는 스트레칭이다.

② 허리 통증이 있는 사람에게 도움이 된다.

⑯ 이상근 스트레칭

1 편안하게 누워 한 다리는
무릎을 굽히고 반대 다리의
발목은 굽힌 무릎에 올린다.

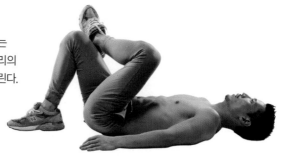

2 굽힌 무릎을 양손으로
감싸 안고 당긴다.

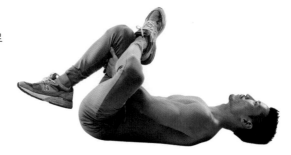

⚠️ **주의사항**
① 골반이 동그랗게 말리지
않도록 한다.

✏️ **운동 효과 및 팁**
① 고관절 근육과 이상근을 이완하는 스트레칭이다.
② 엉덩이 쪽 저림이 있는 사람에게 도움이 된다.

나의 재활 경험담이 희망과 도움이 되길

전혀 예상하지 못한 시점에 찾아온 부상. 그리고 그 부상으로 인해 느끼고 알게 된 안전한 움직임과 몸에 대한 이해. 그렇게 2년간의 싸움. 이 책에 재활 과정에서 겪은 나의 디테일한 감정을 최대한 녹이려 애썼다.

어깨로 인해 몇 달 동안 혹은 길게는 몇 년 동안 아파 본 사람들과 비슷한 심정을 느끼며 살았다. 내 운동 인생과 부상이 오버랩 되면서 직접 대학원에 가서 배우며 몸으로 부딪힌 과정들이 아무런 지식이 없는 사람들보다는 이해가 잘 되리라 생각한다. 내가 어렵게 이해했던 하지만 정리해 보면 별 거 없는 그 과정을 비전문가들에게 '이 정도만 알아도 어깨는 달래며 살아갈 수 있다'는 희망과 더불어 구체적인 방법을 알려 주고 싶어 이 책을 집필하게 됐다. 같은 과정을 배운 사람이더라도 단순히 이론을 배운 게 아닌 아픔을 직접 겪어 보고 느껴 본 사람이 디테일한 감정과 멘탈 상태, 고통의 정도 등을 공감할 수 있으리라 생각한다. 물론 통증지수 등의 개인차가 있기에 고통의 정도는 다를 수 있다.

나는 어깨를 심하게 다쳐 본 경험이 '어쩌면 나에게 정말 좋은 기회였구나' 하고 긍정적으로 생각한다. 운동꾼의 인생에서 그동안의 삶을 돌아보고, 나의 경험을 통해 다른 이에게 조금 더 안전하고 과학적인 근거를 기반으로 예방 운동을 가르쳐 줄 수 있다는 점 때문이다.

마무리 글을 쓰고 있는 지금 많은 업무와 스트레스에도 불구하고 어깨 통증은 전혀 없다. 이 결과만으로도 나는 이 책의 내용을 충분히 보장한다고 생각한다. 물론 이 책은 한 명의 운동꾼이 겪은 경험담일 뿐이며 시대가 변하면서 새로운 교육 방식과 또 다른 이론이 나오기 마련이다. 그래서 필자는 오로지 나의 경험담만 이야기했고, 스스로 증명한 것만 담았다. 내가 유명하다는 병원과 전문가들을 찾아다닐 때는 사이다 같은 해결책을 바랐다. 그러나 우리 몸에 대해서는 사이다 같은 시원한 해결책은 없는 것 같다. 대부분의 전문가는 '확실하진 않지만, 다른 케이스도 있겠지만, 모든 사람이 그러하진 않겠지만' 등의 불확실하고 어정쩡한 답변을 하곤 했다.

재활 전문가이자 나의 재활 운동을 맡은 선생님들은 첫 만남 때 나에게 확신을 줬다. 그 모습에 신뢰를 갖고 재활 운동을 시작했고, 지금은 함께 많은 대화를 나누며 친구처럼 지내는 사이로 이 책도 함께 작업하게 됐다. 쉽지 않은 선택과 책임을 다해 준 이진 선생님, 뒤를 이어서 지금은 식구가 되어 옆 책상에서 이 책의 교정을 같이 보고 있는 윤현용 선생님, 그리고 막내지만 막강한 송창현 선생님, 뿌리가 되어 준 홍정기 교수님께 감사의 말씀을 전한다.

공부하고 나니 참 간단한 내용인데 이것을 어떻게 효과적으로 전달하면 좋을지 고민을 많이 했다. 이전의 해부학 책처럼 실사를 적나라하게 넣을까 고민하다가 최대한 이해를 돕기 위해 쉬운 그림을 넣기로 했다. 〈닥터 프로스트〉의 작가이자 세계 최고 웹툰 스쿨인 '청강대학교 만화창작학과' 전임교수로 재직 중인 이종범 교수님의 도움으로 가능했다. 다시 한 번 미친 스케줄에도 불구하고 나의 요구를 기꺼이 웃으며 수락해 주신 이종범 교수님께도 감사의 말씀을 전한다.

나는 늘 고생을 사서한다. 간단히 해결하고 지나갈 수도 있을 문제를 굳이 파고 들어 최악의 경우까지 대비해야 잠이 온다. 완벽하지 못한 한 사람의 인생이고, 이런 노력의 과정을 적는다 한들 몇 년이 지나고 더 무르익은 조성준이 보았을 때 이 책은 또 허접하기 짝이 없는 일기장에 불과할 수도 있다. 하지만 나는 나의 운동 인생을 담는 이 과정이 즐겁다. 이 책이 출간될 시점에는 나의 첫 번째 책《닥치고 데스런》의 개정판과《맨몸 운동 백과사전》을 집필하느라 한창일 것이다.

《닥치고 데스런 어깨 리부트》는 내가 집필한 책 중 가장 오래 걸렸고, 가장 많은 공을 들였다. 매순간이 그랬지만 나의 첫 책을 지금 보면 참 허접했음을 느낀다. 하지만 그만큼 그 자리에 머문 것이 아닌 성장을 했다는 의미이기도 하다. 19세부터 운동을 하며 38세의 내가 느끼고 있는 이 감정과 과정의 기록이 읽는 이로 하여금 심신의 위로가 되길 바란다.